Sabrina Wallner

Du bist nicht krank, du isst das Falsche!

Die großen Ernährungslügen

crotona

Über die Autorin:

SABRINA WALLNER wurde 1983 geboren. Die Leidenschaft zum geschriebenen Wort entwickelte sie mit ihrem Studium der romanischen Literaturwissenschaften an der Universität Konstanz. Seit 2012 arbeitet sie als freie Lektorin.

Deutsche Originalausgabe:
1. Auflage 2015

Kammer 11
83123 Amerang
www.crotona.de

Umschlaggestaltung: Annette Wagner
Druck: C.H. Beck • Nördlingen

ISBN 978-3-86191-068-8

Für alle, die sich gegenseitig liebevoll versorgen
und für meine Familie,
die mir jeden Tag aufs Neue zeigt,
was bedingungslose Liebe ist.

Inhalt

Einleitung

Zwicken im Bauch

Ich hatte über lange Jahre hinweg immer nach dem Essen unangenehme Symptome und fiese Bauchschmerzen, schon seit meiner Kindheit. Kein Arzt konnte mir helfen. Deshalb beschäftigte ich mich immer mehr mit Ernährung und Inhaltsstoffen. Es wurde langsam besser, als ich mich histaminfrei ernährte. Seither zwickte mich mein Bauch nicht mehr. Ein paar andere Symptome waren aber noch da.

Dann kam der Schock, als ich las, wie es in der Massentierhaltung zugeht. Ich aß immer gerne viel Wurst und Fleisch. Mit dem Buch *Ernährung und Bewusstsein* des Erziehungswissenschaftlers Will Tuttle war das zu Ende. Die grausigen Zustände in der Massentierhaltung hatte ich nicht einmal vage erahnt. Der Schock saß so tief, dass ich mich praktisch mental erbrach, wenn ich beim Discounter an der Kasse sah, wie die Schweinestücke auf dem Warenband Richtung Kasse gezogen wurden – kein gesunder Zustand, auf beiden Seiten nicht.

Der Schock krempelte meine Ernährung und meinen Blick auf Supermärkte völlig um. Ich weiß nicht, ob behutsam eingeflößtes Wissen besser gewesen wäre. Vielleicht war diese mentale Gewalt bei mir notwendig, denn das katapultierte mich ein großes Stück in Richtung Heilung. Trotzdem ist ein solcher Schock nicht unbedingt der richtige Weg, zumal es schon nicht einfach ist, wenn man nur ansatzweise anfängt, über das Für und Wider unserer Lebensmittel nachzudenken.

Wie sollte ich meinen Appetit oder gar Genussgefühle wiederfinden? Der erste Schritt war: Hauptsächlich frisches Gemüse, frisches Obst. Der zweite Schritt: Nur Bio. Immer mehr wurde mir klar, welchen Mischmasch ich mir bisher einverleibt hatte. Dabei wollte ich doch einfach nur gesund sein und das Essen genießen können. War das denn zu viel verlangt?

Aufgrund meines Schocks musste es ohne Fleisch, ohne Milch und ohne Pestizide weitergehen. Eigentlich das, was meine Großeltern an den meisten ihrer Kindertagen aus dem eigenen Garten zu essen bekamen. (Außer wenn geschlachtet worden war.)

So verläuft mein Weg beim Einkauf nun etwas anders. Im Bio-Supermarkt wird nur Frisches eingekauft – oder auf dem regionalen Markt – oder beim nächst gelegenen Bauern. Wobei ich zum Bauer schon wieder entweder Bus fahren oder eine gute halbe Stunde mit dem Fahrrad etliche Hügel erklimmen muss – solchen zeitlichen Aufwand kann ich leider nicht immer machen. Deshalb fällt die Wahl meistens auf Wochen- oder Supermarkt. (Wobei manche Höfe ja auch Grüne Kisten verteilen.)

Es gibt etliche Möglichkeiten. Und es geht mir besser und besser. Auch die letzten kleinen Zipperlein verschwinden nach und nach. Ökologisch Hergestelltes bringt mir jetzt genügend Nährstoffe, die Zeiten des *all you can eat* sind also vorüber. Dazu kam meine vorwiegend pflanzliche Ernährung – und plötzlich hatte ich zwanzig Kilogramm an Körpergewicht verloren. Ich fühle mich heute wieder wohl und habe wieder Freude am Leben.

Histamin nehme ich durch die geringere Menge, die ich nur noch esse, natürlich auch nicht mehr so viel zu mir. Kaum ein Nahrungsmittel ist wirklich histaminfrei, und Histamin kommt auch im Körper vor. Deshalb hilft es auch manchmal, einen Fastentag einzulegen oder einfach weniger zu essen. Man spürt innerlich genau, wie viel der Körper braucht oder nicht braucht. Wenn man genau hinhört.

Bis ich mein Essen wieder genießen konnte, hat es eine Weile gedauert, denn ich musste erst über die Umstellung hinwegkommen. Früher war Fleisch ein Stück „Lebenskraft" für mich. Heute ist Fleisch ein verwesendes Stück Körper, das haben mir Leute wie Will Tuttle gehörig vermiest. Und Milch sowieso, die Natur hat sie für die Kälber vorgesehen – und das ist gut so. Durch konzentriertes Gemüsepüree namens Smoothie verschwanden die letzten Zipperlein. Jetzt mache ich sozusagen inneren Sport: Ich fordere meinen Körper tagtäglich zu einem privaten Duell, präpariere ihm die Rohstoffe dafür und er läuft Marathon, indem er mir die Nährstoffe synthetisiert. Er dankt mir die richtige Wahl mit viel Kraft und Energie.

Manchmal habe ich das Gefühl, meine Zellen würden dadurch ordentlich durchgespült und gleichzeitig genährt. Ist vielleicht auch ein bisschen Einbildung dabei? Aber wenn es hilft, mich gut zu fühlen, behalte ich diese gerne bei. Ich finde, wer aus eigener Kraft wieder gesund wird, hat für sich recht.

Den Schock über die Grausamkeiten des Menschen verarbeite ich, indem ich jeden Tag dankbar dafür bin, dass er mich auf den Weg der Heilung geworfen hat. Ich entziehe mich der Massentierhaltung, sage aber zu niemandem: „Hey, Du machst da etwas falsch!" Ich schaue auf mich und esse, was mir gut tut. Und schreibe über meine Erfahrungen in diesem Buch. Beides – das richtige Essen und dieses Buch – ist für mich eine Art mentaler Anker, um als Pflanzenesserin nicht in Richtung dogmatischem Veganismus abzugleiten.

So wurde also meine Ernährung weitgehend vegan, glutenarm, histaminarm, bio und ursprünglich. Meine Symptome zwangen mich dazu, jeden Tag selber zu kochen. Dadurch lernte ich, meine Nahrungsmittel intuitiv auszuwählen. Das klingt vielleicht nach viel Zeitaufwand, was es zunächst auch war. Da lernte ich, schnell zu schnibbeln und Routine zu entwickeln. Wenn es hektisch ist, was oft vorkommt, dann bieten sich Woknudeln mit Shiitakepilzen und Zucchini oder ein einfaches Gemüsepfännchen an. Ich habe sogar eine Dönerbude gefunden, in der es hausgemachte bio-veggie Soßen aus frischem Gemüse und selbst gebackenes Brot gibt.

Enthält also der Ernährungshype um Veganismus und andere spezielle Ernährungsformen vielleicht doch ein paar Krümelchen Wahrheit? Ich halte nicht viel von Stempeln und bezeichne mich deshalb nicht als Veganerin, aber geholfen hat mir die pflanzliche Ernährung außerordentlich. Bin ich also vielleicht gar nicht krank gewesen, sondern hatte nur das Falsche gegessen?

Am Anfang meiner Reise dachte ich, mir bliebe zum Essen gar nichts mehr. Nach und nach entdeckte ich jedoch das riesige Potenzial – man muss nur die Werbung überwinden. Und es muss nicht einmal der ganze Supermarkt durchkämmt werden, um das Richtige zu finden. Ruediger Dahlke, den ich für dieses Buch interviewen durfte, sagt: „Iss nichts, was Du je in einer Fernsehwerbung gesehen hast!" Da sitzt man am Ende am *all you can eat*-Buffet, mit zerfressenem Zivilisationsdarm, und dann bleibt einem wirklich nichts mehr übrig, wenn das Essen rasch einmal komplett durch den Körper rutscht, ohne ihn dabei nähren zu können. Ganz im Sinne von „Peace-Food!" frisches Gemüse gemischt, vollwertig und ökologisch – das kann der Mensch ganz natürlich verdauen, sagte Dr. Dahlke. Es gilt, sowohl mit dem Bauch als auch mit dem Kopf zu essen.

Es gibt sicherlich Menschen, die den üblichen Mischmasch gut vertragen können. Doch kleine Sensibelchen, zu denen ich mich auch zähle, müssen sich ihren Kochtopf ein wenig anders befüllen. Daneben spielt natürlich die Einstellung eine wichtige Rolle. Wenn ich denke, das vertrage ich ohnehin nicht, dann komme ich nie heraus aus diesem Teufelskreis. Umdenken, entspannen und schauen, was man verträgt, so könnte die Devise lauten. Auf diese Weise konnte ich meine Symptome regulieren – und zwar aus eigener Kraft. Das dankt mir mein Körper: Jeden Tag.

Meine Symptome haben mich dazu gezwungen, meinen eigenen Weg zu suchen. Jeder sollte seinen finden. Genuss und Fehltritte speisen sich manchmal gegenseitig. So konnte ich lernen zu sehen, warum ich einen leckeren Happen in Richtung Verdauungstrakt schickte. Der beste Grund dafür war die Liebe – was sonst.

Eine süße Geschichte meiner Großeltern ist auch Teil meines Ernährungsweges, denn die Gewohnheiten unserer Vorfahren prägen das eigene Ernährungsverhalten. Aber das ist nicht immer ein Zuckerschlecken.

„Liebe geht durch den Magen!" Das sagten schon unsere Großmütter gerne, und sie liegen damit immer noch richtig. Als meine Oma frisch in meinen Opa verliebt war, kaufte sie ihm stets Schwartenmagen, wenn sie ihn zu sich nach Hause zum Essen einlud. Das war Anfang der 1950er Jahre ein Luxusgut. Sie wollte ihrem Liebsten damit etwas Gutes tun. Weil er so verliebt war, aß er ihn. Bei ihr hat ihm der Schwartenmagen geschmeckt, sonst nie – wie Jahrzehnte später herauskam. Das ist das Spiel mit der Liebe unter uns Menschen. Das formt uns.

Der Körper jedoch spielt mit uns kein Spiel. Er meint es stets ernst. Er unterstützt uns, wenn wir ihn unterstützen. So können wir vielleicht Schwartenmagen zu uns nehmen, weil wir so verliebt sind. Weil wir wissen, dass unser Körper auch ab und an etwas verarbeiten kann, das er von sich aus nicht verlangt. Weil wir wissen, dass die Liebe den Körper stärkt. Die Verdauung wird erst dann überfordert, wenn wir es übertreiben, wenn aus einer kleinen Scheibe Schwartenmagen ein täglicher Schweinebraten oder aus Liebe Frust wird. Es ist die Liebe, die durch den Magen geht – oder eben nicht. Das kommt ganz auf den Lebenssinn an.

So soll dieses Buch auch eine ganz persönliche Reise sein. Ich war selbst betroffen von der konventionellen Mischmasch-Ernährung, der wir uns nur entziehen können, wenn wir einen starken Willen entwickeln. Der ist bei mir leider erst durch Symptome entstanden, die von der Schulmedizin belächelt werden. Aber Gott sei Dank sind nicht alle Symptome medizinisch zu diagnostizieren. So haben wir immer die Chance, selbst Verantwortung für uns zu übernehmen und die Waagschalen zwischen Gesundheit und Krankheit zu heben oder zu senken.

Neben den familiären Ernährungsgewohnheiten begegnete mir auch das Thema Veganismus auf meiner Entdeckungsreise hinsichtlich der Frage, was richtig und was falsch ist. In dieser Ernährungsform gibt es mindestens genauso viele Denkfehler wie bei den Fleischessern. Nicht zuletzt deshalb, weil Veganismus ein Potenzial für militantes Denken birgt. So stellte ich mir die Frage: „Muss ich wirklich mein Kuhfell aus dem Wohnzimmer verbannen, nur weil ich angefangen habe, mich vorwiegend pflanzlich zu ernähren?“

Manchmal kommt in mir wieder der Heißhunger auf Fleisch hoch, denn Hühnersuppe mit Ei und Lachspizza – das waren nun einmal einst meine Lieblingsgerichte. Muss ich dem nun entsagen? Ich haderte in den Anfängen meiner Entdeckungsreise oft mit mir, lernte aber nach und nach, mich selbstbewusst und kritisch auf meinem Weg zu bewegen.

Die lukullischen Genüsse, die einem überall angeboten werden, machen es einem nicht leicht. Aber irgendwann verstand ich es, auf mich selbst zu hören, nicht zu übertreiben und jeglichen Fanatismus zu vermeiden.

Tierische Ernährungsgewohnheiten und die bösen Bilder aus der Massentierhaltung sind oft schwierig unter einen Hut zu bringen. Vor allem dann, wenn man einmal ein gutes Essen im Restaurant genießen möchte.

Es würde mich freuen, wenn Du Lust hast, mich auf meiner ganz persönlichen Reise zu begleiten. Ich entdeckte eine ganz neue Unabhängigkeit, nicht zuletzt deshalb, weil ich meine Ernährung geändert habe – und mit dieser Freiheit fängt alles an! Ihren Anfang könnte diese Freiheit im Mutterleib nehmen.

1: Richtig oder falsch?

Muttermilch

Meine Ernährungsgeschichte beginnt, wie so viele andere auch, mit der Muttermilch. Meine Mama hatte den starken Willen, der schulmedizinischen Meinung über das Stillen aus den 1980er Jahren zu trotzen. Ich bin Kaiserschnittkind, und damals hieß es im Krankenhaus: „Sie wollen stillen? Das können Sie vergessen, durch einen Kaiserschnitt wird die Milchproduktion nicht angeregt!“ Zwei Jahre lang bekam ich Muttermilch, dank des eisernen Willens meiner lieben Frau Mama!

Wenn ein Säugling mit natürlich produzierter Muttermilch gefüttert werden kann, ist es manchmal ein kleines Wunder und stets das liebevollste Geschenk der Welt. Da zählt erst einmal nur die Mutterliebe. Dennoch stellt sich die Frage: Ist Muttermilch wirklich gesund? Die Stimmen zu dieser Frage widersprechen sich nämlich. Die einen sagen, Muttermilch sei das gesündeste überhaupt. Die anderen halten das eigentlich natürlichste Lebensmittel sogar für schädlich, wenn ein Kind länger als vier Monate nur mit Muttermilch ernährt werde und der Magen-Darm-Trakt nicht in Kontakt mit körperfremden Stoffen komme.

Zunächst war ich etwas schockiert über diese Sichtweise, hat sie doch meinen naiven Blick auf das scheinbar natürlichste Nahrungsmittel erschüttert. Schädlich ist doch eigentlich nur ein verschmutztes, vergiftetes oder auf Dauer ein isoliertes Lebensmittel. Natürlich, wenn die Mutter krank ist, kann auch die Muttermilch betroffen sein, doch davon spreche ich hier nicht. Denn die Stimmen, die Muttermilch für schädlich halten, meinen auch gesunde Mütter.

Auch wenn die Ernährungsgeschichte vieler Säuglinge mit der Muttermilch beginnt – der Anfang allen Lebens ist sie dennoch nicht. Sie ist vielmehr Teil eines Kreislaufs, zu dem viele künstlich hergestellte und veränderte Lebensmittel gehören. Diese sind der Vollwertigkeit abträglich. Im Grunde beginnt die Vollwertigkeit in der Erde, und man könnte ganz idealistisch sagen: Gesunde Erde, gesunde Milch – doch so einfach ist es leider nicht.

Seit geraumer Zeit sickern Pestizide und künstlich hergestellte Düngemittel in die Böden, die das Gleichgewicht der Erde gehörig durcheinander bringen. Insektizide und Düngemittel wurden hergestellt aus jenen Giftvorräten, die nach den beiden Weltkriegen „übrig" waren, wie es im Film *Good Food, Bad Food* heißt.

Womit zu Beginn des letzten Jahrhunderts Feinde getötet wurden, das nahm man später für die Landwirtschaft her: Aus Senfgas, mit dem im Krieg Menschen getötet wurden, wurden die Insektizide. Aus künstlich hergestelltem Ammoniak, der im Krieg zur Herstellung von Bomben genommen wurde, wurden künstliche Düngemittel. Das Problem ist, sie geben den Böden nichts, nicht genug oder sogar das Falsche, denn sie sind nicht für die Landwirtschaft geeignet, schon gar nicht für vollwertige Böden!

Pestizide und Kunstdünger verursachen ein Ungleichgewicht. Sie entziehen den Böden wichtige Nährstoffe und töten nützliche Insekten in Luft und Boden. Sie töten die Bienen, die Grundlage unseres Lebens! Sie verhindern natürliches, biologisches Leben in der Erde.

Wo der naturbelassene tierische Dung fehlt, der das gesamte Leben, die Bakteriologie in den Böden bestimmt, und wo Giftstoffe eingesetzt werden, kann von Vollwertigkeit keine Rede mehr sein. Eher von einer nachhaltigen Vergiftung, denn diese Gifte sind nicht abbaubar und reichern sich im Wasser, in allen Pflanzen und in allen Lebewesen an. So können immer weniger Arten überleben und Monokulturen sind die Folge.[1]

Im Film *Good Food, Bad Food* wird davon gesprochen, dass es sich dabei um eine finanzorientierte Landwirtschaft handelt, die nicht auf Nachhaltigkeit und Vollwertigkeit ausgerichtet ist, sondern allein auf Waren und Profit. Frauen kümmerten sich einst traditionell darum, Böden und Familie Nahrung zu geben – ein geschlossener Kreislauf! Doch wo die Landwirtschaft dem Boden den natürlichen Dung entzieht, Tiere von den Wiesen nimmt, in riesige Hallen sperrt und Gifte in diesen Kreislauf einbringt, wie soll dort die Frau vollwertige und von Giftstoffen freie Muttermilch produzieren können?

Wir ernähren uns ja von all dem. Wir, am Ende der Nahrungskette, horten die meisten Giftstoffe im Körper, was sich logischerweise auch auf die Muttermilch auswirkt. Sagen deshalb manche Stimmen, Stillen sei schädlich – und haben sie damit sogar recht?

All you can eat

Wir sind alle Kinder von Müttern und in diesen Kreislauf eingebunden. Was können wir angesichts des Ungleichgewichts tun?

---

1 Good Food, Bad Food

Viele setzen auf das Motto: Alles essen. Doch leider führt das nicht zu einer vollwertigen Ernährung. Wo proklamiert wird, dass viel Kalzium in der Kuhmilch, viel Omega3-Fettsäuren im Lachs und viel Eisen im Spinat enthalten sei, ergibt das in der Summe nicht zwangsläufig die richtige Ernährung.

Zumal wir ja vor allem Monokulturen essen. Da können Nährstoffe Gifte in den Nahrungsmitteln nicht ausgleichen. Nicht in einer Welt, in der die netten schwedischen Fischfachverkäuferinnen teils vor ihrem eigenen Produkt warnen, wie es in einer ORF2-Doku heißt. Fische aus der Ostsee werden verkauft – quasi mit in der Tüte: Eine Gesundheitswarnung der schwedischen Regierung. Diese informative und gesundheitserhaltende Zugabe haben wir Greenpeace-Aktivisten zu verdanken.

Auch die geografische Lage der Ostsee öffnet uns die Augen. Sie ist ein Binnenmeer, das heißt ein ständiger Austausch mit frischem Meerwasser findet nicht statt, vielmehr ist sie den Abwässern ihrer Binnenstaaten ausgeliefert – und es sind ganze neun Industriestaaten, die ihre Abwässer fleißig in die Ostsee pumpen. So ist es zwar traurig, aber nicht verwunderlich, dass die Ostsee als eines der am meisten verschmutzten Gewässer der Welt gilt.

Die schwedische Regierung warnt nun vor allem vor fettreichen Fischen wie Aal, Lachs und Hering. Die sollten gemieden werden, weil sich im Fett die meisten Giftstoffe ablagern und anreichern, also mehr werden. Schwangere sollten Fisch aus der Ostsee überhaupt nicht essen.[2]

Eine neuere ZDF-Doku deckt die Gründe auf und sucht sogar in der Muttermilch nach giftigen Rückständen. Dabei steht vor allem eine chemische Substanz im Vordergrund, die lange

2 Giftiger Fisch – Die große Gesundheitslüge, ORF2, 26.11.2014

Zeit als Pflanzenschutzmittel eingesetzt wurde: Ethoxyquin. Dieses Antioxidans ist vor rund hundert Jahren erstmals hergestellt worden und wurde vom Chemieriesen Monsanto in den 1950er Jahren auf den Markt gebracht. Zunächst wurde es in Autoreifen verwendet, als Alterungsschutz, bald darauf in Gewürzen als Farbstabilisator oder in getrockneten Futterpflanzen als Vitaminschutz. Bei Birnen und Äpfeln verhindert es als Nachernte-Behandlungsmittel den natürlichen Reifungsprozess und unterbindet die Schalenbräune bei langer Lagerung. 2011 wurde es als Pflanzenschutzmittel von der EU-Kommission verboten, ist aber weiterhin als Zusatzstoff in Futtermitteln für Tiere erlaubt! Die Abbaustoffe dieser Futtermittel nimmt mit der Nahrungskette auch der Mensch auf, wenn er den Fisch isst.

Weil die Verordnung es nicht verbietet, verwenden es die Fischfutter-Hersteller legal, aus finanziellen Gründen: Mit diesem chemischen Konservierungsstoff wird das fettreiche Fischfutter nicht ranzig. Das wäre ja eigentlich ein guter Grund, wäre das Antioxidans nicht hochgradig giftig. Es ist so giftig, dass es Zellen angreifen und zerstören kann. Chromosomen, also die Erbsubstanz, sind nicht geschützt vor diesem Gift. Dazu besitzt es die Fähigkeit, die Blut-Hirn-Schranke zu durchbrechen, die das Hirn eigentlich vor giftigen Substanzen schützt. Das ist doppelt schädlich: Wo Ethoxyquin diese Schranke durchbricht, reichert es sich an, und das heißt: Krebs kann die Folge sein. Das wurde bisher nur bei Ratten festgestellt. Bei Föten kann dieses Gift aber mit großer Wahrscheinlichkeit die Gehirnentwicklung stören und später in der Muttermilch weiter ihren Weg in den Körper des Säuglings nehmen. In der Muttermilch und auch im menschlichen Fettgewebe wurde es in Untersuchungen nachgewiesen. Der Weg in die Muttermilch sieht so aus:

„Wie ein blinder Passagier schafft es Ethoxyquin mit dem Lachs erst einmal in den Mund, der den Fisch in kleine Stücke zerhackt und das Ganze über die Speiseröhre in den Magen schickt. Dieser versetzt den Speisebrei mit einem ordentlichen Schuss Magensaft und knetet ihn nochmals richtig durch, um ihn danach an den Dünndarm abzuschieben. Im Dünndarm wird der Nahrungsbrei nun mit allerlei Verdauungssäften berieselt und in seine Bausteine zerlegt. Wahrscheinlich klammert sich Ethoxyquin an irgendwelche Fette und schummelt sich so über die Zellen des Dünndarms bis ins Blut. Jetzt hat Ethoxyquin freie Bahn und gelangt mit dem Blut überall hin, auch in die Brust der Mutter. Dort haben die feinen Blutgefäße ganz engen Kontakt zu den Drüsenläppchen, wo die Muttermilch gebildet wird. Ethoxyquin schleicht sich aus dem Blut in die Milchdrüsen hinein, und die packen es in die Muttermilch, die dann irgendwann das Baby trinkt."

Daher sollten die Mütter aufpassen, dass sie keinen gezüchteten Fisch essen, der mit „angereichertem" Fischfutter aufgepumpt wurde. Im Wildlachs wurde dieses Gift bisher noch nicht nachgewiesen.[3]

Zu den Giftstoffen, Pestiziden und dem Ethoxyquin, das bis in die Muttermilch nachweisbar ist, kommt, dass die meisten Produkte aus der industriellen Landwirtschaft gar nicht so voller Nährstoffen sind, wie es proklamiert wird. Daraus sollte sich eigentlich eine vollwertige Muttermilch speisen. Es sind nicht nur die fehlenden Nährstoffe in den Böden, die nährstoffärmere Pflanzen verursachen. Auch die industrielle Verarbeitung führt zu nährstoffärmeren Nahrungsmitteln. Wie wir alle wissen, sit-

3 Beide Zitate aus: Ein giftiger Verdacht – Wie ein Pestizid in unser Essen kommt, ZDF planet e, 31.05.2015

zen beim Getreide die meisten Vitamine und Mineralien in der Schale. Diese wird jedoch entfernt, damit das Getreide länger haltbar ist; und diese Isolation des Korns bewirkt leider, dass wir praktisch das leere Korn essen.

Mit dieser Sichtweise ist es nicht ganz verwunderlich, wenn eine vegane Mami der Frauenmilchbank keine Muttermilch spenden darf, um denjenigen Müttern zu helfen, die selber zu wenig Muttermilch produzieren. Das wäre laut Frauenmilchbank-Verordnung keine Hilfe, weil die Milch einer veganen Mami als nicht vollwertig gilt. Lässt eine vegane Mutter einfach Milchprodukte und Fleisch weg, ernährt sich aber weiterhin von Industrieprodukten, also mit leeren Kalorien, wie Pasta aus Weizen, Dosentomaten und Salat, der in Chlorbädern gewaschen wird (wodurch Vitamine verloren gehen), wird die Muttermilch wohl recht schnell ähnlich nährstoffarm sein.

Doch haben Studien ergeben, dass auch konventionelle Milchprodukte und Fleisch hier nicht wirklich ein gesundes Plus auf dem Speiseplan darstellen. Damit nimmt man nämlich 35-mal mehr Giftstoffe auf als durch pflanzliche Ernährung, schreibt Ruediger Dahlke in seinem Buch *Peacefood*.[4]

Was also können wir alle und vor allem Mütter tun, um vollwertige Muttermilch zu erhalten? Die einzige Antwort darauf ist und bleibt: Möglichst biologisch angebautes Obst und Gemüse zu essen sowie nicht isoliertes Getreide, wie Vollkornreis, Hirse und Quinoa, Nüsse und nicht raffinierte pflanzliche Öle. Unser reiches Angebot macht es uns leicht, hier einen Ansatz zu finden. Immerhin hat der Discounter Aldi eine ernsthafte Konkurrenz mit der Bio-Supermarktkette Alnatura bekommen. Zudem nimmt

4 New England Journal of Medicine, 26.03.1981; Bundesinstitut für Risikobewertung Deutschland, 19.07.2005; zitiert aus: Dahlke, Peacefood, 40f.

das *Urban Gardening* zu. Der Trend geht meines Erachtens in die richtige Richtung, denn das Beste ist – möglichst *natürlich* – wenn jeder Einzelne, der die Möglichkeit dazu hat, Gemüse selbst anbaut und danach schaut, der Erde mehr zu geben, als er ihr nimmt.

Der Trend ist positiv, dennoch haben Stimmen nicht Unrecht, wenn sie sagen: Muttermilch kann schädlich sein. Das umschließt den gesamten Nahrungsmittelkreislauf, der bestimmt ist von Giftstoffen und nährstoffarmen Lebensmitteln. Wo vor Muttermilch gewarnt wird, läuft etwas im Kreislauf des Lebens falsch.

Kuhmilch

Der Lebenskreislauf hat immensen Einfluss auf die Vollwertigkeit der Muttermilch beim Menschen. So ist leicht vorstellbar, dass es bei der Kuhmilch ähnlich aussieht. Vielleicht nehmen wir ja deshalb die Kuhmilch als Getränk und nicht als vollwertiges Nahrungsmittel her, weil industriell produzierte Kuhmilch gar kein vollwertiges Nahrungsmittel ist?

Viele Stimmen sagen: Milch als Getränk, das ist nicht die richtige Art der Ernährung. Sie stützen sich auf die sogenannte *China Study*, die eine regelrechte vegane Welle in Gang gesetzt hat. Der Lebensmittelchemiker Udo Pollmer spricht sich vehement gegen diese Studie aus. Dabei mag ich seine Aussage in einem *youtube*-Video: Wir bräuchten nicht immer unbedingt so viel tierische Proteine, er selber sei als Student auch mal im Biergarten mit Brezeln und einer Maß ausgekommen![5]

5 https://www.youtube.com/watch?v=LTpPoTA_DdQ, 22.07.2015

Die *China Study* ist eine sehr umfassende wissenschaftliche Arbeit, auf die sich diejenigen Stimmen stützen, die für eine pflanzliche Ernährung plädieren. Laut dieser Studie sei Kuhmilch in hohem Maße krebserregend und Fördermittel für alle sogenannten Zivilisationskrankheiten, darunter die Abnahme der Knochendichte – ein Krankheitsbild namens Osteoporose.[6]

Die meisten von uns wissen dank der Werbung ganz genau, dass in Kuhmilch viel Kalzium enthalten ist; und das stimmt auch. Kuhmilch enthält deshalb so viel Kalzium, weil das Kalb innerhalb von siebenundvierzig Tagen sein Geburtsgewicht verdoppelt, und dafür braucht es ein starkes Knochengerüst. So weit so gut. Aber können wir das auch so einfach auf uns übertragen?

Der menschliche Säugling verdoppelt sein Geburtsgewicht innerhalb von hundertachtzig Tagen, seine Knochen müssen also nicht so schnell wachsen.[7] Bei ihm werden durch die menschliche Muttermilch erst einmal Nerven und Gehirn gestärkt. Deshalb würde so viel Kalzium gar nicht in die richtige Richtung führen; und das hauptsächliche Kuhmilch-Eiweiß namens Kasein führt ebenso wenig zu Stärkung von Nerven und Gehirn. Will Tuttle weist darauf hin, dass Kasein ein „riesiges klobiges Eiweiß" ist, „das von einem menschlichen Kind nicht richtig aufgespalten werden kann (genauso wenig wie von einem Erwachsenen). Bei seiner Verstoffwechselung entstehen reichlich saure Abbauprodukte, und es verursacht zahlreiche schwerwiegende Probleme bei kleinen Kindern." Tuttle bringt dieses Kuhmilch-Eiweiß in Verbindung mit kindlichen Symptomen wie „Koliken, Ohrenschmerzen, Halsentzündungen, Erkältungen, Fieber, Anämie, Diabetes, Mandelentzündungen, Blinddarmentzündungen, diver-

6 Campbells, 217
7 Dahlke, Peacefood, 37

sen Allergien, Entzündungen der Schleimhäute, Durchfall, Blähungen und Krämpfen".[8] Er stellt die Frage, ob das „empfindliche menschliche Gewebe, aus dem sich das Körper-Geist-System des Kleinkinds bildet, mit dem klebrigen, klobigen Kasein und dem überschüssigen Fett, die dazu gedacht sind, das Wachstum junger Rinder zu ermöglichen, korrekt aufgebaut werden? Es ist so, als wolle man eine filigrane Landschaft malen und nimmt dazu grobe Malerpinsel zum Wandanstrich als Werkzeug!"[9]

Wir brauchen also eine andere Zusammensetzung aus unserer Muttermilch als die Kälber. Doch die meisten Menschen setzen auf das viele Kalzium aus der Kuhmilch, um die Knochen zu stärken, obwohl wir eher unsere Nerven stärken sollten. Das schafft die Kuhmilch nicht, und unsere Knochen stärkt sie auch nicht, sagt die *China Study*. Im Gegenteil: Die Kuhmilch schadet unseren Knochen. Der Grund ist etwas verzwickt.

Erst einmal können wir festhalten, dass unser Körper anders funktioniert als der des Kalbes. Die menschliche Muttermilch und der kindliche Körper sind darüber sozusagen eins. Das heißt, sie haben sich gegenseitig geprägt und eine „Umprogrammierung" durch die Kuhmilch ist nicht sinnvoll, denn wir verwerten das Kalzium aus der Kuhmilch gar nicht gut. Ursache ist die für uns ungünstige Kalzium-Phosphorverbindung in der Kuhmilch, die können wir einfach nicht richtig aufschließen.

Dazu kommt, dass diese Kalzium-Verbindung die Aufnahme von einer besonderen Form von Vitamin D blockiert. Dieses Vitamin D heißt Calcitriol und beugt gegen Krebs, Autoimmunkrankheiten und eben auch gegen die Osteoporose vor.[10]

8 Oski, 15-45; zitiert aus: Tuttle, 153
9 Tuttle, 153
10 Dahlke, Peacefood, 25f.

Wer also viel Kalzium aus der Kuhmilch zwar aufnimmt, aber es nicht positiv verwertet, könnte unter Umständen diese Krankheiten und eine Abnahme der Knochendichte fördern. Dass Kuhmilchkonsum den Menschen vor Osteoporose schützt, ist folglich falsch.

Die *China Study* vergleicht diesbezüglich ein paar Länder und deren Milchkonsum sowie das Osteoporose-Aufkommen und die Knochenstärke miteinander. Das Ergebnis: Der höchste Kuhmilchkonsum bringt viele Knochenbrüche mit sich.[11]

Wenn ich nun also Milch trinke, weil ich auf das viele Kalzium aus bin, ist das eigentlich falsch; und zwar nicht nur wegen der ungünstigen Kalzium-Phosphorverbindung, sondern auch, weil Kalzium nur ein einziges Mineral von so vielen ist. Das macht aber noch keine Vollwertigkeit aus.

Gras

Bisher dachte ich, vollwertige Ernährung bestünde aus einer Mischung von allem, also auch aus Milchprodukten und Fleisch. Doch mit meinen Recherchen bin ich auf einen Denkfehler gestoßen. Alles zu essen, war in unseren Breitengraden Anfang bis Mitte des letzten Jahrhunderts sinnvoll zum Überleben, weil es in diesen Notzeiten wenig gab.

Dieser Denkart hängen wir jedoch heute teilweise immer noch an, weil die Kriegsgeneration dafür gesorgt hat, dass ihre Kinder sie mit den täglichen Mahlzeiten umsetzte. Was beim Essen geschieht, sitzt am tiefsten in den Gewohnheiten. Nicht wenige

11 Campbells, 217

Erzählungen existieren, wo auf Kinder immenser Druck ausgeübt und sie zum Essen gezwungen wurden, einfach weil die Kriegsgeneration Angst vor Mangel hat. Doch die Kinder nehmen dabei vor allem Angst auf – und Druck erzeugt Stress. Die Folge davon ist ein gestörtes Verhältnis zum Körper und zum Lebensmittelkreislauf.

Mir hat die Sichtweise von Ruediger Dahlke geholfen und mein Verhältnis zur Nahrungsaufnahme sehr entspannt. Er sagte in unserem Interview, rein hypothetisch seien im Grünzeug und in den Wildkräutern von der Wiese – von der gesunden und biologischen wohlbemerkt – genug Nährstoffe enthalten, die der Mensch (und auch die Kuh) brauche.[12] Auch rein hypothetisch vermag ich mir zwar nicht vorzustellen, mich bloß von Gras und Kräutern zu ernähren, aber diese Sichtweise hat meine Einstellung entspannt.

So weiß ich, dass importierte Früchte nicht notwendig sind, und ich brauche keine Zitronenscheibchen in meinem Mineralwasser oder muss keine Unmengen in mich hineinstopfen, die nur irgendwie verfügbar sind, um genug Nährstoffe aufzunehmen. Wenn im Winter die verschiedenen regionalen Kohlsorten reif sind und im Sommer die Beerensaison beginnt, kann ich alle diese Leckereien genießen, ohne einen Nährstoffmangel befürchten zu müssen.

Falls dieser aber doch einmal eintreten sollte, gibt es immer noch das grüne Allerlei auf der biologischen Wiese – wenn man denn eine findet. Das kann man entsaften und als *Shot* nehmen oder, wenn keine Wiese in der Nähe ist, in getrockneter und gemahlener Form als Weizen-, Hafer- oder Roggengras in den selbst zubereiteten Smoothie geben. Ruediger Dahlkes entspannte Sichtweise, die beim Thema Grünzeugessen mit einem durchaus ernst

12 Für die Nährkraft der grünen Natur vgl. Dahlke, Das Geheimnis der Lebensenergie in unserer Nahrung

gemeinten Augenzwinkern daherkam, hat mir beim Umdenken geholfen: Weniger ist oft mehr und regional stets am besten.

Wir müssen also nicht alles essen, was heute da ist, denn das überfordert den Körper. Die Supermarktregale quellen zwar über mit präparierten Produkten, jedoch sind das künstlich veränderte Nahrungsmittel aus nährstoffarmen Böden und von in Massen gehaltenen Tieren, die wiederum auch mit unnatürlichen Nahrungsmitteln und Antibiotika vollgestopft werden. Wir ernähren uns trotz dieser (vermeintlichen) Fülle meist mit leeren Überlebens- statt mit gesunden Lebensmitteln.

Es ist keine Frage: Angesichts der explodierenden Bevölkerung brauchen wir viel Nahrung. So werden Lebensmittel gespalten und geteilt – jedoch auf die falsche Art. Der gesunde Mensch benötigt vollwertige Lebensmittel. Da hilft es nicht, isolierte und geschälte Produkte zu mischen.

Wir müssen etwas ändern, wenn wir vom reinen Überleben wegkommen wollen, das uns die Kriegsgeneration eingetrichtert hat und das die Industrie bedient. Etwas zu ändern – das können wir uns heute durchaus leisten.

Dafür müssen wir unsere alten Vorstellungen überdenken, die wie Scheuklappen wirken. In unseren Köpfen grasen die Kühe alle auf idyllischen grünen Wiesen – und die Werbung unterstützt dieses Bild. Klar, ich will an meinem Frühstückstisch keiner Mutterkuh in die Augen blicken, die abgebildet auf meinem Tetrapack nach ihrem Kalb schreit, eingesperrt in den Stall, wo sie ihr ganzes Leben damit verbringt zu fressen: Und zwar zu wenig Gras!

Wir leben heute mit Bildern im Kopf, die nicht mehr der Realität entsprechen. Die Realität konnte sich ändern, ohne dass wir es herannahen sahen. Praktisch, lange haltbar und vor allem günstig sollen die Produkte sein. Vor allem Letzteres führt zu solchen

Erfindungen wie Saugstoppern. Saugstopper sind Metallringe mit spitzen Nägeln, die Kälber daran hindern sollen, an ihre Muttermilch zu gelangen. Eine Erfindung des Menschen, weil er die ganze Milch haben will: Von Kühen, die kein oder nur wenig Gras zu fressen bekommen.

Wir müssen uns die Frage stellen, ob die Muttermilch der Kühe wirklich noch Nahrungsmittel sein kann. Oftmals wird jedoch genau hier ein erheblicher Fehler gemacht, denn die Industrie suggeriert, man könne Kuhmilch bedenkenlos als Ersatz für menschliche Muttermilch hernehmen; so gibt es mehr als genug Produkte im Supermarkt, in denen Kuhmilch verarbeitet wurde. Auch das speist wieder eine alte Denkart: Milch ist gesund! Doch das ist nicht immer richtig. Da müssen die Haltungsarten der Tiere, ihr Futter und die Herstellungsarten der Produkte unterschieden werden: Zwischen Rohmilch und Kondensmilch liegen himmelweite Unterschiede.

Meine Großmutter lehrte mich, welche Art von Milchkonsum gesund ist. Ihre Familie hatte in Bayern, in einer heute noch sehr naturnahen Umgebung, einen eigenen Garten, in dem sie Gemüse anbauen, Ziegen und eine Kuh halten konnten. Die Tiere „mähten" das Gras im Garten, nahmen also genug Nährstoffe für eine vollwertige Muttermilch auf, düngten die Wiese und tankten genug Sonne. Meine Oma musste immer dann, wenn die Jungtiere satt waren, die Muttertiere melken. Diese Milch wurde getrunken und Butter daraus hergestellt. Und der Herr Pfarrer – das gehört zu dieser Geschichte stets dazu – der bekam auch immer etwas davon! Es wurden die Zicklein und Kälbchen satt, die Restmilch von Hand gemolken, selbst verarbeitet und das auch noch geteilt. Im Vergleich dazu wird in der Massentierhaltung eine utopische Menge an Milch produziert und dafür eine utopische Menge an

Kraftfutter herangekarrt, dabei wächst das richtige Futter doch auf der Wiese.

Ich schlussfolgere für die Kuhmilch: Sie ist nur dann gesund, wenn das Muttertier gesund ist. Ihre Gesundheit beginnt, wenn sie sich artgerecht ernähren kann: Mit Grünzeug von Weiden, die nicht mit Pestiziden und künstlichen Düngemitteln behandelt wurden, und wenn sie sich unter der Sonne frei bewegen kann. Kuhmilch ist nur gesund, wenn das Kalb sie trinkt, weil die Wachstumsfaktoren in der Milch das arteigene gesunde Zellwachstum fördern.

Kuhmilch kann erst dann für den Menschen gesund sein, wenn er die Milch, die das Kalb übrig gelassen hat, von Hand melkt. Erst nach körperlicher Anstrengung macht so viel tierisches Fett in einer Mahlzeit überhaupt ein wenig Sinn. Anschließend sollte sie eher roh, mit allen Nährstoffen, getrunken werden oder als sogenannte Vorzugsmilch. Die Bakterien in der Vorzugsmilch erlauben eine natürliche Stärkung des Immunsystems, darin sind alle Nährstoffe enthalten und auch noch die Laktase, die bei der Aufspaltung des Milchzuckers hilft. In der Vorzugsmilch ist zudem das Kalzium leichter absorbierbar. Die Pasteurisierung zerstört Nährstoffe.

Kuhmilch kann dann für den Menschen gesund sein, wenn er sie als Ersatz für eine Mahlzeit, nicht als Getränk zu einer Mahlzeit trinkt. Nur so macht der hohe Fett- und Proteingehalt ein wenig Sinn. Kuhmilch kann auch für einen Menschen gesund sein, wenn es sich um das Eiweiß von nur einer Kuh handelt. Jedes Eiweiß ist individuell und kann als Gemisch von vielen Kühen den menschlichen Körper völlig überfordern.

Kuhmilch kann zudem gesund sein für einen Heranwachsenden, der im Wachstum noch neue Zellen bilden muss, denn der

Proteingehalt in der Milch fördert die Bildung eines Wachstumhormons namens IGF-1. Dabei sollte man nochmals bedenken: Das Kalb verdoppelt sein Gewicht in siebenundvierzig Tagen, der menschliche Säugling in hundertachtzig Tagen, deshalb enthält Kuhmilch 3,3 % Protein und menschliche Muttermilch 1,2 % Protein. Bei einem Heranwachsenden muss der Proteinüberschuss noch keine negativen Auswirkungen haben, bei einem Erwachsenen kann das jedoch schon zu Wucherungen führen, denn „wo zu viel tierisches Eiweiß ist, erhöht IGF-1 die Teilungsgeschwindigkeit der Zellen und behindert die Entsorgung alter und überflüssiger Zellen, was beides Krebs fördert".[13] Hat ein Heranwachsender schon Krebs, kann Kuhmilch auch bei ihm das Krebswachstum weiter fördern. Kuhmilch kann außerdem gesund sein für einen Menschen, der keine Probleme mit Atemwegserkrankungen hat, denn Milch fördert die Schleimbildung im Körper.

Kuhmilch *kann* also gesund sein für einen gesunden Heranwachsenden, der sich viel bewegt, wenn sie nicht durch Ausbeutung in den menschlichen Körper gelangt und eine sehr, sehr maßvolle Sache ist. Sobald sie regelmäßig, alltäglich oder maßlos und von erwachsenen Menschen, die sich wenig bewegen, konsumiert wird, kann sie zu Krankheiten führen. Dabei ist stets zu berücksichtigen, dass Kuhmilch die Muttermilch einer fremden Art ist. Kühe sind eine andere Lebensform als der Mensch es ist, und jede Art braucht unterschiedlich viel Eiweiß. Das Kalb braucht mehr als der menschliche Säugling, was die überflüssigen Proteine im Körper treiben, weiß man oft erst sehr spät.

Wenn wir jetzt noch die Massentierhaltung in dieses Bild setzen, dann bekommt es noch andere Züge. Dieses Bild der (ver-

13 Dahlke, Peacefood, 34

meintlich) gesunden und vollwertigen Kuhmilch gilt nämlich, wie gesagt, nicht für die Massentierhaltung. Die Mutterkühe aus der Massentierhaltung können gar keine vollwertige Milch produzieren, weil sie ihr ganzes Leben im Stall eingesperrt sind und als einzige Beschäftigung das Fressen haben. Sie bekommen dort, wie schon erwähnt, selten Gras zu fressen!

Kühe sind mit ihren vier Mägen Wiederkäuer von Pflanzen. In der Gefangenschaft jedoch müssen sie nehmen, was ihnen gegeben wird. Bestandteil des Futters sind oftmals Tiermehle, in denen auch Kälber untergemischt sind, einfach weil es „zu viele“ von ihnen gibt. Zynisch könnte man sagen: Die Milchindustrie speist sich selbst. Kälber müssen künstlich gezeugt und wie auf dem Laufband geboren werden für die Milchindustrie. Kalbfleisch, das der Mensch nicht isst, wird auch an die Mutterkühe verfüttert. Wir alle wissen, dass dieser aufgezwungene Kannibalismus Krankheiten wie BSE hervorruft. Ruediger Dahlke traf in unserem Interview eine sehr wichtige Aussage: BSE gibt es immer noch, nur interessiert es die Medien nicht mehr. Doch was die Medien nicht mehr bringen, muss noch lange nicht der Vergangenheit angehören.

Neben vielerlei Krankheiten grassiert in der Massentierhaltung eben auch der Nährstoffmangel (der neben BSE vergleichsweise harmlos erscheint), langfristig jedoch erhebliche Auswirkungen auf die menschliche Gesundheit haben wird. Denn wer nährstoffarme Milch trinkt, kann selber nur schwerlich einen nährstoffreichen Körper haben oder gar nährstoffreiche Muttermilch produzieren.

Wir müssen also umdenken, die Realität sehen und unsere Ernährung wieder etwas ursprünglicher gestalten, wenn wir alle gesunde Zellen produzieren und unsere Kinder mit vollwertiger Muttermilch füttern wollen. Die ist in ursprünglichem Zustand das Beste, was ein Säugling bekommen kann. Dabei spielen Gras und Wildkräuter eine Rolle bei Kuh und Mensch in einem natürlichen Kreislauf. Der Mensch in seinem vorwiegend künstlichen Nahrungsmittelkreislauf sollte darauf vielleicht ein Auge werfen. Das wird zunehmend wichtiger, da es immer mehr Allergien und Unverträglichkeiten gibt, weil wir dies und jenes mischen und nicht nur artübergreifend Muttermilch trinken.

Tomaten aus der Dose

Der Übergang von der Muttermilch zu festerer Nahrung lief bei mir über Obst. Laut Erzählungen mochte ich wohl am liebsten Wassermelone und Trauben. Mir wurden sie klein geschnibbelt, entkernt und geduldigst auch jede einzelne Traube geschält. Hinter der Fruchtschale sitzen zwar die meisten Vitamine, jedoch kann die Schale am Anfang schwierig zu verdauen sein. Deshalb ist es sinnvoll, auf den Körper des Kindes zu hören und auf das, was es gerne mag, insofern es sich dabei hauptsächlich um frisches Obst und Gemüse handelt.

Fotos aus meiner Kindheit zeigen meine Wurstfingerchen, die vor Wassermelonensaft nur so triefen oder von Tomatensoße bis zu den Handgelenken rot gefärbt sind. Die leuchtenden und satten Farben von Obst und Gemüse liebe ich noch heute, genauso wie viel Flüssigkeit. Doch plötzlich vertrug ich eines Tages die Tomatensoße nicht mehr. Was war da los?

Wenn Mama oder Papa hierzulande Pasta mit Tomatensoße für eine große Familie zubereiten, verwenden sie häufig Tomatenmark oder Dosentomaten. Vermutlich weil es besser schmeckt; und der Grund dafür ist ganz simpel: Neben dem gentechnisch hochgezüchteten Fruchtzuckeranteil in der Frucht der Tomatenpflanze werden den Konserven industriell Milch- und Fruchtzucker zugesetzt. Das müssen unsere Körper erst einmal verarbeiten. Überforderung ist dabei nicht selten, und so können Unverträglichkeiten oder Allergien entstehen, wenn viel Junkfood (und Stress) zusammenkommen.[14]

Konserven nahmen Mitte des letzten Jahrhunderts mit der Verbreitung der Supermärkte explosionsartig zu – nicht viel Zeit also, in der sich unsere Genetik an die der industriellen Nahrungsmittel hätte anpassen können. Teil dieser Anpassung sind Intoleranzen und Allergien. Der Körper schüttelt und wehrt sich, bis die Gene sich irgendwann an das industrielle Nahrungsangebot angepasst haben. Das wird noch etliche Jahrhunderte dauern.[15] In dieser Zeit überlebt der Anpassungsfähigere und gibt seine Gene weiter. So schreibt der Mensch mit der Ernährung die Geschichte der Gene.

Der zugesetzte Milchzucker in Konserven ist das eine – dem war ich bis zum letzten Jahr noch ausgesetzt, weil ich über den Industriemischmasch vorher nicht nachgedacht und konventionell gegessen habe. Bis mir meine Heilpraktikerin aufgrund anhaltender Symptome rund um die Atemwege riet, mich einmal mit Milchprodukten auseinanderzusetzen. Wer kommt dabei schon gleich auf die Idee, diese könnten auch in Tomaten aus der Dose enthalten sein.

Der größere Anteil kommt jedoch sicherlich aus dem täglichen Becher Joghurt oder aus der warmen Milch mit Honig. Milchprodukte verschleimen den Körper, deshalb ist warme Milch mit Honig bei Erkältungen – wie sie landläufig getrunken wird – allenfalls Seelennahrung (sofern man noch am romantisch verklärten

---

14 Enders, 71

15 Dahlke, Richtig essen, 37; Enders, 71

Land festhält, in dem Milch und Honig fließen). Ich setzte also Milchprodukte ab und konnte recht schnell wieder frei atmen – in diesem Zusammenhang ist jedoch maßgeblich, dass ich gleichzeitig gelernt habe, mich zu entspannen und Stress-Situationen entgegenzuwirken.

Physiologisch hat es sich dabei nicht um eine Laktose-Intoleranz gehandelt, sondern um das Zusammenwirken der Schleimhäute mit dem aufgenommenen Nahrungsmittel. Das sieht bei jedem Menschen anders aus, und trotzdem gibt es bei immer mehr Menschen Unverträglichkeiten, wie die Laktose-, Fruktose- und Histamin-Intoleranz (auch die Tomate selber kann zu Problemen führen).

Je mehr Frucht- und Milchzucker den Produkten beigemengt wird, desto mehr muss der Körper davon verarbeiten. Wenn er dann zu viel davon hat und deshalb in Stress gerät, reagiert er mit Symptomen. Das Beste wäre an dieser Stelle, wenn das Immunsystem wieder auf natürliche Weise gestärkt würde. Die Cocktailtomaten direkt von den garteneigenen Sträuchern – das macht nicht nur glücklich, sondern ist auch am gesündesten (außer für Histamin-Intolerante). Aus der Mikrooberfläche von der unbehandelten und ungewaschenen Tomate nimmt man sogar Vitamin B12 auf, wie Ruediger Dahlke es mir in unserem Interview bestätigte. Ein Vitamin, das auf der Schale von Supermarktgemüse nicht mehr sitzt und schon gleich gar nicht auf der Tomate in der Dose. Allerdings empfiehlt er in seinem Buch *Das Geheimnis der Lebensenergie in unserer Nahrung* auch die Einnahme von veganem B12 in Form von Methyl-Cobalamin, da sich eine so naturnahe B12-Versorgung von den Oberflächen ungewaschenen Gemüses heute kaum noch realisieren lässt.[16]

16 Dahlke, Das Geheimnis der Lebensenergie in unserer Nahrung, 342

Was ist also richtig, was ist falsch? Das Wichtigste bleibt: Bloß nicht verrückt machen lassen! Der klügste Griff wäre natürlich derjenige in den eigenen Garten. Ein paar Tomaten aus der Dose können durch das süße Aroma zwar momentan glücklich machen, nachhaltiger ist jedoch sicherlich das Gartenglück. Das kapieren immer mehr Menschen, und es entstehen im Rahmen des *Urban Gardening* neue Grünstreifen voller bunter Früchte. Zudem kann jeder auch auf den eigenen Bauch hören, der am besten weiß, ob er die Tomaten verträgt oder nicht. Der eine mag vielleicht gerne Zwiebeln in der Tomatensoße mit ihrer immunstärkenden Funktion, während der andere sie mittels heftiger Flatulenzen abstößt. Wer ein wenig achtsam ist, der wird spüren, was für ihn richtig ist.

Wer sich jedoch nur von Dosenfutter ernährt, führt sich nur künstliche Nahrung zu, die durch das Haltbarmachen viel an Lebenskraft eingebüßt hat. Wer sich ausschließlich künstlich ernährt und dann noch ständig unter Strom steht, bei dem sind Allergien oder Unverträglichkeiten womöglich nicht weit. Das führt dann dazu, dass man sich noch mehr in die künstliche Welt zurückzieht. Eine Allergie wie der Heuschnupfen ist weit verbreitet. Sie führt dazu, dass man immer mehr in einer künstlichen Blase lebt, weil man nicht mehr hinaus in die Natur kann, solange die Pollen fliegen, auf die man reagiert. Zudem bewirkt Sonneneinstrahlung eine Histamin-Ausschüttung im Körper, was für Allergiker zusätzlich unangenehm werden kann. Heftige Kopfschmerzen und starke Müdigkeit sind oft die Folge. Das ist wie ein Teufelskreis, denn die fehlende natürliche Lebenskraft aus Nahrungsmitteln kann in diesen Fällen auch nicht mehr durch Naturnähe während des Sports kompensiert werden. Der Heuschnupfen-Patient bleibt deshalb immer mehr der Natur fern und ist praktisch in seiner künstlichen Patientenwelt eingefroren. Er hält es dann auch eher für unhygienisch, die Tomate direkt vom Strauch zu naschen. Hygiene braucht es selbstverständlich für Produkte, die lange gelagert werden, doch in der künstlichen Welt des Dosenfutters ist sie Normalzustand. Wenn sich dort ein Tierchen hinein verirrt, reagiert der künstliche Mensch oft mit hysterischem Kreischen und wird auch im übertragenen Sinne zum Allergiker.

Gegen natürliche Zustände allergisch zu sein, das ist gut für die Industrie, schlecht jedoch für unsere Gesundheit. Wo Salat in die Tonne getreten wird, weil ein Regenwurm sich verirrt hat, läuft etwas falsch! Zu einem gesunden Immunsystem gehört ein lebendiger Boden. Wer sich vor Insekten ekelt, hat eine Abwehr gegen die Natur entwickelt. Das ist die Basis für Allergien – nicht nur im übertragenen Sinne.

Es sollte hier vielmehr das Immunsystem gestärkt werden, statt Waschzwängen nachzugehen. Fatal ist das vor allem bei Müttern, die ihren Säugling nur mit desinfizierten Händen anfassen, weil sie ihn vor Keimen schützen wollen. Säuglinge müssen ihr Immunsystem erst noch entwickeln, und das kann nicht geschehen bei übertriebener Hygiene. Allergien bei den Kindern sind oft die Folge.

Waschzwänge und der Ekel vor Körpersäften sind logischerweise die Konsequenz, wenn man nicht mehr mit der natürlichen Umwelt in Kontakt kommt, wo nun einmal eine Fliege gelegentlich ihr Häufchen auf einer Tomate hinterlässt – das muss man nicht gleich wegdesinfizieren. Es geht beim Waschen der Tomaten immer um eine Reduktion der Mikrooberfläche auf ein gesundes Maß.

Doch das Verhältnis zur Umwelt verschiebt sich immer weiter, einer Umwelt, die immer unnatürlicher, künstlicher und vermeintlich sauberer wird. Ruediger Dahlke sagte im Interview, dass gerade hier, in der künstlichen Nahrungsmittelproduktion der Massentierzucht, die wirklich schädlichen Keime entstehen, und das wird oft übersehen.

Auf der Tomate landet eine erträgliche Menge Unrat, dagegen müssen die Tiere in der Massentierhaltung ständig in ihrer Fäkalienflut leben. Darin können sich auch Keime schneller entwickeln und übertragen, weshalb umso mehr Antibiotika verabreicht werden. Resistenzen entwickeln sich, und der anti-biotische, unnatürliche Kreislauf wird noch extremer. Am Ende werden sogar Hähnchen in Chlorbädern gewaschen, damit das Fleisch noch einigermaßen essbar erscheint. Das stellt eine Art von Hygiene dar, die weit weg ist von Natürlichkeit und Lebenskraft.

In der industriellen Fleischproduktion ist strenge Hygiene überlebensnotwendig für den Menschen, doch im Alltag hat strenge Hygiene eher gegenteilige Wirkung. So wird Natürlichkeit aus dem Alltag verbannt und Platz gemacht für Antibiotika und Antihistaminika – selbstverständlich aus dem hygienischen Labor.

Die Heilwirkung des Körpers hat hier keinen Raum mehr, beruht sie ja auf einem natürlichen biologischen Gleichgewicht. Antibiotika und Antihistaminika sind auf Dauer nicht die richtige Lösung! Der Körper besitzt eigene Heilkräfte, die man durch natürliche Nahrung stimulieren kann. Gewusst wie! Zunächst einmal heißt das, sich von ständigem Dosenfutter zu befreien.

Man kann seine Ernährung selbstständig gestalten, was nicht unbedingt zeitaufwendig ist. Gerade die Ursprünglichkeit der Nahrungsmittel ergibt schnell zubereitete Gerichte. Mit frischem Gemüse hat man die Chance, diejenigen Zutaten frei zu wählen, die man gerne mag und die einem bekommen und sogar noch die Heilkräfte des Körpers stimulieren. Kurkumawurzel, Schwarz-

und Kreuzkümmel sowie eine Nelke in gutes Pflanzenöl, dazu ein paar frische Tomaten, ein wenig Pfeffer und Meersalz – und man hat ein zauberhaftes Sößchen, das zudem das Immunsystem stimuliert!

Jede Körperzelle giert ständig nach Nährstoffen. Man lernt schnell zu erfühlen, wann eine Zelle wirklich satt ist. Wenn man ihnen gibt, was sie wollen, müssen sie sich auch nicht mehr unnatürlich verhalten oder gar sich selbst als einen Fremdkörper bekämpfen.

Gelbwurst

Eine dicke Scheibe Gelbwurst auf der Wurstwarentüte – das war für mich als Kind wie ein Bonbon. Auch jetzt läuft mir beim Gedanken daran noch das Wasser im Mund zusammen – ich bin wohl wirklich nicht bis in die kleinste Zelle Veganerin. Oder vielleicht ist das einfach eine zellgeprägte Erinnerung an ein wohliges Versorgtsein.

Doch es wird mir zunehmend unwohler, sobald ich von fanatischen Veganern höre, Fleischesser seien gefühllose Unmenschen: Bin ich das wirklich, wenn sich bei mir beim Gedanken an diese Kindheitserinnerung ein wohliges Gefühl einstellt? Es gibt sogar Studien, die auf Seiten der Veggies mehr Empathie belegen wollen.

Diese Studien meinen, dass Wurstesser vernunftsorientierter seien und Vegetarier und Veganer feinsinniger. Das mag vielleicht bis zu einem gewissen Grad stimmen, aber ich finde – und das wiegt für mich viel mehr – dadurch werden die Menschen in Schubladen gesteckt, wo dann aus der einen Schublade zur anderen geschrien wird: „Hey, ich bin besser als Du, schau mal, was Du da für einen Mist frisst!" Da legt sich dann der Vegetarier in eine höhere Schublade als der Fleischesser und der Veganer in eine höhere als der Milchtrinker. Das ist zwar nicht das Ziel solcher Studien, aber leider ein sehr realer Nebeneffekt. So werden Wurst futternde Kinder in der Schule von manchen schon als Mörder beschimpft.

Ich aß als Kind viel Wurst, heute esse ich keine mehr. Diese Veränderung erst hat meine Sinne geschult, was sicherlich nicht allein an pflanzlicher Ernährung liegt. Wobei Wurst natürlich dichter ist als Gemüse. Aber ob das wirklich die Sinne verklebt, vermag ich nicht zu sagen. Vielmehr zählt die Art, wie ich lernte, meine Sinne und Emotionen wahrzunehmen.

Zu Beginn meiner ausschließlich pflanzlichen Ernährung war ich mehr als mitfühlend. Das war ein ungesunder, pathologischer Zustand, da konnte ich kaum beim Discounter an der Kasse ohne Tränen stehen und mit ansehen, wie das eingeschweißte Schweinefleisch auf dem Warenband Richtung Kasse transportiert wurde. Waren das die über Jahrzehnte verdrängten Gefühle, die nunmehr vulkanartig auszubrechen schienen?

Grund dafür war das Handbuch der Milchwirtschaft, aus dem ich Auszüge gelesen hatte. Es findet sich darin unter anderem eine Anleitung zur Entfernung der Hörner mit einem Brenneisen und der Zitzen mit einer Schere bei Kälbern. Viele Kälber werden mit einer Überzahl an Zitzen geboren, was an der elektrischen Melkmaschine hinderlich sein soll, und die Hörner sind in der Massentierhaltung oftmals Grund von Verletzungen anderer Tiere. Folgendes Zitat schöpft also, wenn ich das einmal fanatisch ausdrücken darf, aus des Teufels Kochtopf:

„Fassen Sie die Zitze zwischen Daumen und Zeigefinger. Auch bei sehr jungen Kälbern ist die Nervenverbindung zu den Zitzen sehr gut entwickelt. Stellen Sie sicher, dass das Kalb gut fixiert ist, bevor Sie fortfahren. Ziehen Sie die Zitze heraus und schneiden Sie sie großzügig mit der Schere ab." Die Hörner sollen so entfernt werden: „Legen Sie das Kalb auf die Seite und fixieren Sie seinen Hals unter Ihrem Knie. [...] Das Enthornungsgerät muss für ungefähr fünf bis zwanzig Sekunden an die Hornknospe gehalten werden. Diese Zeit wird Ihnen aufgrund der doppelten Unannehmlichkeit des Geruchs von verbranntem Haar und des zappelnden Kalbs länger erscheinen [...]. Die Enthornung ist vollbracht, wenn Sie ein quitschendes Geräusch hören, das bedeutet, dass das Enthornungsgerät blockiert ist. Es ist das Geräusch, das die Spitze des Enthornungsgeräts macht, wenn sie gegen den Schädelknochen reibt."[17]

Auch während ich dieses Zitat abschreibe, muss ich meine Gefühle im Zaum halten. Ich habe jedoch im Laufe meiner Recherchen gelernt, mich zu kontrollieren und kann den Anblick eines Schweineteils auf dem Warenband wieder ertragen.

Das müssen wir auch, damit wir nicht fanatisch werden und Leid verringern können – unseres und das der Tiere. Doch dazu muss erst einmal angeschaut werden, was der „Teufel" in seiner Küche treibt. Die alten Gewohnheiten mit ausgiebigem Wurstkonsum sind gesellschaftlich nicht mehr tragbar. So ist es zwar nett gemeint, wenn die Metzgerin den Kindern immer eine Scheibe Gelbwurst schenkt, doch wird aus einer nett gemeinten Geste schnell Gewohnheit.

Wer aus diesem Umfeld ausbrechen will, muss sich den Hintergrund anschauen: Wo kommt die Gelbwurst her und was ist da

17 Practical Techniques for Dairy Farmers, 3rd Edition, University of Minnesota 2000, http://www.ansci.umn.edu/practical-techniques/book.htm; zitiert aus: Tuttle, 156

drin? Als ich irgendwann von den Zutaten erfuhr (darin konnte nämlich Hirn enthalten sein), fand ich das gar nicht mehr so lecker. Erst das nicht mehr erkennbare, gut gewürzte und verarbeitete Hirn in der Gelbwurst schmeckte mir, aber eben nur, solange ich nichts von dieser Zutat wusste!

So liegt es doch am Ende bei einem selbst, welches Wissen man sich aneignet. Wobei es unserer Zukunft sicherlich zuträglich sein wird, wenn immer mehr Menschen einen Blick in den Kochtopf wagen, in dem die Gelbwurstzutaten gemischt werden; denn hinter all dem stehen immer Köpfe, die sich die Rezepte ersinnen und Handbücher schreiben, die wiederum Einfluss auf das Bewusstsein haben. Der radikale Veganer würde sagen, es sei ein Teufelskreis, der nur zu durchbrechen sei, wenn alle aufhörten, Teile von Tieren zu konsumieren. Doch finde ich eher, dass sich dieser Kreislauf des oft grausamen Lebens nur dann in weniger grausame Höhen schwingen kann, wenn jeder erst einmal auf dem Grunde seines eigenen Kochtopfs angekommen ist – und sich sozusagen die eigenen Hörner verbrennt.

Der Tod gehört zu diesem Kreislauf dazu, doch hängt es immer vom Menschen ab, welches Gesicht der Tod hat. Was wir davon essen, das hängt wiederum von jedem selber ab. Das Leid der Tiere jedoch muss jeder verantwortungsbewusst reduzieren, nicht nur von der veganen Graswurzel her. Deshalb ist es mehr als sinnvoll, die netten Wurstfachverkäuferinnen nach der Herkunft der Tiere und den Haltungsbedingungen zu fragen. Wer weiß, vielleicht hat das ja nachhaltigen Einfluss auf die eigenen Sinne und die Fähigkeit zu gesunder Empathie.

Es ist sicherlich so, dass Stress- und Angsthormone von stark gestresstem Schlachtvieh die Qualität des Fleisches beeinträchtigen, und das überträgt sich auch auf den Menschen. So ist es ja aus Jägerkreisen bekannt, dass das Fleisch aus der Treibjagd nicht so gut schmeckt wie das aus der Ansitzjagd. In Afrika ist es teils sogar so, dass ein totes Tier nicht einmal mehr berührt wird, geschweige denn gegessen, wenn es in Angst und Stress gestorben ist. Es heißt dort, dieses Fleisch vergifte denjenigen, der es isst.

Will Tuttle schreibt in seinem Buch *Ernährung und Bewusstsein*, das Vieh mache sich sozusagen in die Hose, wenn es zur Schlachtung geführt wird, und schüttet all sein Pipi ins Fleisch aus.[18] Als ich das las, erinnerte ich mich unwillkürlich an meinen Topf Hühnersuppe. War das nur Einbildung oder roch der wirklich immer ziemlich nach Klo, wenn ich ihn ohne Gewürze zum Kochen brachte? Jedenfalls nimmt man diese Menge an Angst auf, die durch die Harnsäure im Fleisch steckt, wenn man die Suppe schlürft und die Wurst isst – selbstverständlich gut gewürzt.

Das verändert die Emotionen und das menschliche Bewusstsein. Der Physiker Hans-Peter Dürr schrieb: „Bewusstsein durchdringt alles, und Materie ist die Schlacke des Geistigen."[19] Wenn das stimmt, dann hat die Angst des Tieres mit Sicherheit Einfluss auf denjenigen, der einen Teil davon zu sich nimmt (mal abgesehen davon, dass Stresshormone physisch nachweisbar sind). Angst ist etwas Geistiges und wird erst durch entsprechende Handlung in die Materie gebracht. Noch als Kleinkind bekam ich das von der netten Wurstfachverkäuferin über die Theke gereicht.

Damals sah ich nur das wohlige Gefühl. Doch irgendwann ist es auch an der Zeit, die emotionale und geistige Potenzialität zu erweitern.[20] Dazu ist es notwendig, sich von familiären Strukturen zu entfernen – und von der Hand der Wurstfachverkäuferin.

---

18 Tuttle, 89
19 Dürr, Geist, Kosmos und Physik, 33
20 Ders., 54f.

So konnte ich erkennen, dass nicht immer Gelbwurst da ist und nicht endlos Fleisch produziert werden sollte. Das musste ich verstehen, um meinen Ort zu finden, auf dem ich meine eigenen Emotionen entwickeln konnte. Es geht nicht nur um das rein physische Überleben, sondern auch um das geistige Erleben. So kann ich individuell Handelnde werden, kann mich als „Individuum in meiner Eigenart entfalten und als verantwortlicher Träger der Gemeinschaft meinen angemessenen Platz finden“.[21]

Ich bin Teil einer Gemeinschaft, eines Netzwerks. Darin habe ich einen Platz, den ich vor allem als Essender selbstverantwortlich tragen muss. Jede Handlung hat Konsequenzen, für mich und die Gemeinschaft, physisch und psychologisch. Wir sind im Netzwerk nicht nur Konsumenten, sondern auch Schöpfer. So bin ich mental an den Platz der Graswurzel gelangt, von dem aus ich selbstverantwortlich das Leben gestalten möchte, und kann nach und nach Emotionen entwickeln, die hilfreich sind auch für die Zukunft.

Frühstücksbrötchen, Pasta & Co.

Eines Tages stellte ich fest, dass meine drei täglichen Mahlzeiten oft zum größten Teil aus Weizen bestanden, die Tomatensoße und die ganze Wurst wollen ja auch einen Transporter haben. Frühstücksbrötchen, Pasta und Co. sind schnell eingekauft und präpariert, und die Fraktion der glutenfreien Esser wird es bestätigen: Wo man etwas Schnelles oder Haltbares haben will, ist in den

21 Ebd.

allermeisten Fällen Weizen enthalten. Man muss sich nur einmal beim Italiener oder in einer Dönerbude das Angebot anschauen – in nahezu jedem Gericht ist Weizen enthalten.

Es gibt immer mehr Menschen, die fühlen, da läuft was falsch. Es kann durch Zöliakie ausgelöst sein oder durch eine leichtere Unverträglichkeit. Es kommt nicht von ungefähr, denn vom Proteinmix beträgt das Klebereiweiß im Weizen heute immerhin 80 %.

Neben dem Gluten gibt es auch noch andere Proteine in der Nahrung. Wer sich einmal die Herstellung von industriellem Brot genauer anschaut, sieht, dass da nicht nur die natürlichen Eiweiße aus dem Getreide enthalten sind. Weil die Bauern nach Proteingehalt im Weizen bezahlt werden, schauen sie, dass sie durch massive Stickstoffdüngung alles aus dem Boden herausholen, hieß es in einer ARD-Lebensmittelcheck-Dokumentation mit Tim Mälzer. Innerhalb der Pflanze wird also schon der natürliche Anteil an Protein erhöht, so dass nachher 80 % Gluten dabei herauskommen, und dann werden in der Verarbeitung noch weitere Proteine hinzugegeben. Dazu kommt die Wurst auf dem Brot. Da bekommt der Körper einen Proteincocktail, der nicht nur einen einmaligen Kater verursachen kann, sondern eine langfristige Überforderung des Körpers und damit eine Schwächung des Immunsystems.

Wie wir alle wissen, beeinflusst jeder Cocktail den Bewusstseinszustand. Ein Glas Rotwein kann noch gesund sein, nach einer Flasche ist man unter Umständen nicht mehr ganz klar im Kopf. So ist es eben auch mit dem Weizen.

Ruediger Dahlke erzählte im Interview von seiner Sicht auf das Getreide. Im Sommer lebt er in Österreich, im Winter auf Bali in Asien. Wo in Österreich Weizen gegessen wird, gibt es in Asien

Reis und dieser enthält – wie wir mittlerweile alle wissen – kein Gluten. Laut Dr. Dahlke macht ihn das ungleich bekömmlicher. Bei diesem Knackpunkt geht es in erster Linie um die Menge an Weizen, die jeden Tag von den europäischen Mündern verspeist, von den Körpern verarbeitet wird und von da an Einfluss auf die Sinne nimmt.

Bei Ruediger Dahlke sieht das so aus: „Ich hab immer gedacht, warum geht es mir in Asien so gut, ist das die Sonne oder sind es die Asiaten – aber es ist einfacher: Mein Leben in Asien ist glutenfrei, da esse ich nichts, was Klebereiweiß enthält. Ich habe ja keine Zöliakie, kann das Zeug also schon vertragen, aber es verkleistert offenbar mein Hirn. Und das weiß ich seit nicht so langer Zeit. Also esse ich jetzt auch in Österreich kein Gluten mehr – das tut mir gut! Zehn Jahre habe ich gebraucht, um das herauszufinden, weil bei uns fast überall Weizen enthalten ist!"

Wer würde es auch schon vermuten, dass Weizen sich in Tütensuppen findet, in Bouillons und Brühen aus dem Supermarkt, in Wurstwaren, auch in Kochschinken und Bratwürsten, Pommes Frites, Schmelzkäse, Mayonnaise, Ketchup, Sojasauce, Salatdressings, Ei-Ersatzpulver, Speiseeis, Blauschimmelkäse, Wodka, Gemüseburgern oder gerösteten Nüssen.[22] Das sind die geringeren Mengen, die sich auch allein schon summieren können, vor allem aber zusammen mit Müsli und Backwaren. Wo Gluten als Klebstoff Nahrungsmitteln zugesetzt wird oder wie Seitan hauptsächlich daraus bestehen, hat dieser Nahrungsbestandteil natürlich erheblichen Einfluss auf Körper und Köpfchen. So sieht es Ruediger Dahlke zumindest als strukturelles Problem: Klebereiweiß verklebt das Gehirn – bildlich gesprochen. In seinem Buch

22 Perlmutter, 75f.

Das Geheimnis der Lebensenergie in unserer Nahrung hat er das mit vielen Erfahrungen und Studien belegt.

Wenn das stimmen sollte, ist das fatal, denn jeder Mensch hat ja bestimmte Ziele, die er entwickeln will, und wie soll das möglich sein, wenn wir erschöpft und sinn(en)los auf unserem Platz festkleben?

Nach diesem strukturellen Vergleich nahm ich mir ein kleines Experiment vor. Nahrungsmittel nehmen Einfluss auf die Wahrnehmung – das ist etwas ganz Persönliches, und doch machen viele Menschen ähnliche Erfahrungen.

Für mein kleines Experiment aß ich über zwei Wochen hinweg kein Getreide. Morgens gab es einen süßen Smoothie, mittags selbst zubereitete Gemüsesuppe und abends einen salzigen Smoothie.

Zu Smoothies griff ich, weil ich dieses Experiment ins Extrem treiben wollte. So füllte ich – zunächst sehr kritisch – die Leerstelle, die der Weizen hinterließ, mit zerkleinertem Obst und Gemüse. Es bot sich morgens aus Zeitgründen an, den großen Schwung Wachmacher in einem Becher zu haben, um mir mein Frühstück auch unterwegs einverleiben zu können. Deshalb nahm ich meinen alten Pürierstab her und zerkleinerte einen Becher voller Zutaten, von deren Mischung ich zunächst überzeugt war: Das kann unmöglich schmecken. Sobald Gemüse mit im Smoothie ist, erschien mir der Geschmack seltsam, vor allem wenn es sich dabei um Grünkohl handelt. Zudem ist es am Anfang recht gewöhnungsbedürftig, einen Haufen Gemüsehack zu „trinken" – und dann doch darauf herumzukauen.

Aber davon ließ ich mich nicht abhalten. Ich suchte mir Zutaten, die ich gut vertragen kann und die mich morgens wach machen – wie das Guarana. Der Histaminsenker Spirulina, eine

Algenart, ist mir in Heuschnupfenzeiten besonders willkommen. Lebendig sind die Zutaten ohnehin. Melisse und Hafergras vom Krautstock gepflückt – und ab unter den Hexler.

Weizengras geht natürlich auch. Doch Achtung: Im Weizengras ist natürlich kein Gluten drin, es verschleimt nicht und wirkt auch nicht säurebildend, wie das Korn selbst. Das ist an sich schon gut, aber das Kraut des Hafers kann noch mehr für mich tun, denn es stärkt meine Nerven. Wenn man Hafersamen keimen lässt und sie dann schon nach drei Tagen erntet, sind sie sehr schmackhaft, und es vervielfachen sich dabei die Nährstoffgehalte – Vitamin C sogar um 600 %, das Eiweiß wird in Aminosäuren mit allen essenziellen Anteilen transformiert, und Mineralien wandeln sich in eine für den Körper leichter aufnehmbare Form.[23] Oder man lässt die Keime zum Kraut auswachsen – und ab damit in den Smoothie. Dazu ein Stückchen Apfel, eine Karotte und die Blätter davon (in den Blättern ist auch das für Veganer so wichtige Vitamin B12 mit drin, schreiben Katarina Michel und Vadim Tschenze in ihrem Buch *Die Aura und die Haut*)[24], eine kleine Rote Bete, einen Schuss Agavendicksaft, ein paar Tröpfchen Hanf- oder Leinöl und Zimt. Vielleicht gibt der Zimt einen gewissen geschmacklichen Ausgleich zur rohen Roten Bete und zum Wiesengeschmack, geschmeckt hat es jedenfalls viel feiner als gedacht.

Aber das Wichtigste ist an dieser Stelle die Wirkung des Smoothies. Die aufputschende Wirkung rührt von der Zubereitungsart her. Der Pürierstab bricht die Zellen von Obst, Gemüse und Kräutern auf, dadurch erhöht sich die Bioverfügbarkeit der Nährstoffe. Ein zweites Paar Kiefer sozusagen. In hektischen

---

23 Nöcker, 175

24 Michel, Tschenze, Die Aura und die Haut, 105

Zeiten ist es nicht schlecht, denn man kaut ohnehin zu wenig, und wenn es schnell gehen muss, schlingt man den Salat teils unzerkaut runter. Das dient dann nur als Ballaststoff, nicht so der „Salat“ im Smoothie-Becher. Wir optimieren so, was die Natur uns gibt, und warum nicht, das macht die Kultur des Essens ja aus.

Vor allem das hinzugefügte Hafergras wird – auf diese Weise zerkleinert – dem Körper erst verfügbar gemacht. Was die Kuh mit ihren vier Mägen verdaut, vermag ein einmägiger Mensch nicht, außer er bereitet das Grünkraut aus der Familie der Süßgräser entsprechend vor. Ich konnte es am Anfang selber nicht glauben, nicht nur, dass ich jetzt doch zur Grasesserin geworden war, verschwand mit dem bunten Cocktail jegliche Müdigkeit. Das dunkle Mittagsloch, in dem das Arbeiten immer so schwerfällt, war ausgeleuchtet. Kleine aber chronische Zipperlein waren wie weggeblasen, und ich war plötzlich wach. Keine Gedächtnisschwierigkeiten mehr und keine endlose Gähnerei. Da lag die Frage irgendwie nahe, ob das mein persönlicher Placebo-Effekt war, aber wenn man einmal die Konzentration der frischen Pflanzensäfte betrachtet, die man mit einem Smoothie trinkt, ist die Wirkung irgendwie nicht verwunderlich. Zumal auch ein Placebo-Effekt nicht schlimm wäre, solange der Effekt des Trunks Gesundheit ist!

Doch gibt auch die Wissenschaft der Gesundheit recht, denn die Bioverfügbarkeit erhöht sich durch die spezielle Zubereitungsart. Es ist, als würden wir uns im Mixer auch einen zusätzlichen Magen bauen, der uns dabei hilft, die Nährstoffe zu lösen und zu verwerten. Da ist dann die Rede von Aminosäuren, wie bei den Keimlingen. Diese dienen als Bausteine für Eiweiße, die eine gesunde Zelle ausmachen. Der Vergleich mit der Kuhmilch darf hier natürlich nicht fehlen, es sind wohl im Weizengras acht Mal mehr Eiweiße enthalten als in der Kuhmilch. Dabei gilt anscheinend: Je mehr pflanzliche Proteine desto besser.

Es macht tatsächlich einen Unterschied, ob das Eiweiß pflanzlich, tierisch oder menschlich ist. Je unähnlicher dem eigenen Eiweiß desto gesünder, vergleiche BSE. Wo Rinder Rinder fressen (müssen) entsteht ein schwammiges Gehirn – und eine böse Krankheit, die in den Wahnsinn führt. Da lobe ich mir doch die klare, kraftvolle Struktur des Grases mit der wohl idealen Zusammensetzung von Aminosäuren. Nicht nur die Kühe sollten also lieber das Gras bekommen!

Zum Gras kommen die zerkleinerten Obst- und Gemüseteilchen, die, gespickt mit etwas pflanzlichem Öl, die beste Nährstoffaufnahme gewährleisten, sagt die Ernährungswissenschaft. Über die Zugabe von ein wenig Öl löst sich zum Beispiel auch das Provitamin A aus der Karotte, wodurch die Bioverfügbarkeit erhöht wird, alle anderen Vitamine und Mineralien nicht mitgezählt. Und dann ist da noch das Blattgrün, das durch die Photosynthese so eng mit der Sonne zusammenarbeitet.

Ich fragte mich: Können wir alle uns diese endlosen Zwischenstufen nicht sparen und gleich selber die Nährstoffe aus der Sonne synthetisieren? Wohl nicht, oder? Dann gäbe es ja keinen Hunger auf dieser Welt.

Abgesehen von der ungleichen globalen Verteilung der Nahrungsmittel sind Pflanzen mit ihren Heilwirkungen ja irgendwie auch dazu da, gegessen zu werden. Schützen ihre heilenden Wirkungen zunächst die Pflanze selbst vor Fressfeinden, kann der Mensch sich das zunutze machen. Aber er sollte es natürlich regional und nachhaltig tun, damit wir immer mehr Menschen versorgen und ein Gleichgewicht herstellen können. Wo man achtsam mit den Pflanzensäften umgeht, entdeckt man die unterschiedlichsten Geschmacksrichtungen, die ihre heilsamen Wirkungen mitbringen.

Ich bin den Pflanzen jedenfalls dafür dankbar, dass sie mir die „Verdauung“ des Lichtes abnehmen und dabei eben diese unterschiedlichen Geschmäcker produzieren; denn neben dem Chlorophyll gibt ja jede Farbe einen anderen Geschmack ab. So sind die Pflanzen aus dem Freilandbau um einiges aromatischer als aus dem Gewächshaus, weil die direkte Sonne die Entwicklung von mehr Polyphenolen bewirkt.[25] Polyphenole sind aromatische Verbindungen und gehören zu den sekundären Pflanzenstoffen. Darunter zählt zum Beispiel das Quercetin, das in der Heidelbeere zu finden ist. Es kommt vor allem Allergikern und Histaminintoleranten zugute, weil es histaminsenkend wirkt. Also rein damit in den Smoothie, dann schmeckt er gleich wieder ganz anders.

Aus dem Becher wandern die gehexelten Pflanzen dann in den Magen, und es findet eine körpereigene Verwandlung der Nährstoffe statt. So gewinnt der Mensch Lebensenergie aus dieser Art Nahrung. Man könnte fast meinen, es wachsen einem mit dieser Ernährungsform Flügel, in diesem Falle aber nicht allein durch das Koffein aus dem Guarana.

Im Vergleich dazu ist das geschälte Weizenkorn nur noch Ballaststoff – im wahrsten Sinne! Nach zwei Wochen getreidefreier Ernährung gab es wieder Pasta und Brot, als Ende meines Experiments. Das war zwar erst einmal eine willkommene Abwechslung, aber auch ganz schön schwer. Der Bauch war voll, ich klebte im Sessel und wurde müder und trotzdem kam der Hunger recht schnell wieder. Meine Zellen kenne ich mittlerweile einigermaßen gut, sie gieren gerne und oft nach Nährstoffen, und

---

25 Bühring, 94

davon sind im nackten Weizen oder Dinkel einfach nicht genug für mich enthalten. Das sah ich erst durch den direkten Vergleich der Wirkungsweisen von Smoothie & Gemüsesuppe sowie Brot & Pasta.

Ich fragte mich also, ob es mir das kurze Geschmackserlebnis von bissfest gegarter Pasta wert ist. Brot schmeckt mir sowieso nicht täglich; und meine Tomatensoße kommt auch aus frischen Früchten nicht an die Wirkung eines Smoothies heran. Ich wollte nur ungern zu den verpönten Gluten-Meidern gehören, hatte ich zuvor doch selber immer über Leute geschimpft, die glutenfrei essen, obwohl sie unter keiner schulmedizinisch diagnostizierten Intoleranz leiden. Aber diese neue Lebensqualität wollte ich nicht aufgeben, nur um nicht zu dieser Gruppe zu gehören. Ich sagte mir: „Komm, ist ganz gleich, was andere sagen. Ich esse, was mir gut tut!“ Meine persönliche Schlussfolgerung lautete zudem: Es kann nicht allein am Gluten liegen und vielleicht auch nicht allein am zu starken Proteincocktail. Denn auch die leeren Kalorien können das Gefühl verursachen, wie tot im Kopf zu sein.

Wir mischen mit den Getreidesorten einen starken Cocktail zusammen, der unsere Körper einfach überfordert. Ruediger Dahlke sagte im Interview, das „Elend des modernen Brotes“ würde schon durch die Anzahl der Chromosomen deutlich: Der moderne Hartweizen ist auf 42 Chromosomen hochgezüchtet, gegenüber den 12 Chromosomen des Urgetreides. Viele Chromosomen im Sinne der Polyploidie lassen die Körner zwar größer werden, aber sicher nicht gesünder. Aus dem Urkorn ließe sich durchaus Schmackhaftes backen, doch haben wir diese einfachen Hausrezepte hierzulande nicht mehr in unserer Tradition und es verlernt, unser Brot mit einfachen Rezepten selbst herzustellen.

Als ich meinem Hausarzt erzählte, ich würde aufgrund meiner Symptome austesten, wie mir das Fertigbrot vom konventionellen Bäcker bekomme und mein Brot teilweise auch selbst backen oder es durch Haferbrei am morgen ersetzen, brach er fast in Entsetzen aus. Der Großteil der Bevölkerung hat sich einfach schon so sehr an den Gang zum Bäcker gewöhnt, dass es kaum mehr denkbar scheint, das tägliche Abendbrot oder das Frühstück aus der Bäckertüte anders zu gestalten. Allenfalls gehen da noch Zerealien mit Milch als Alternative.

Das ist jedoch allein Sache der Gewohnheit und Verfügbarkeit, und wenn sich der Körper schüttelt und wehrt, hat man keine andere Wahl, als an der Ernährung etwas zu ändern, auch der Kopf dankt es einem. Dabei kann der Hausarzt mit seiner festgefahrenen Sicht auf Nahrungsmittel selten helfen.

Besser sind für dieses Rezept eine große Portion Selbstbewusstsein und etwa die gleiche Menge Selbstwahrnehmung. Dazu noch eine Prise Zimt und Blaubeeren auf den Haferbrei zum Frühstück. Ich finde, ein bisschen Getreide darf schon sein, ich nehme halt die Sorte, die mich stärkt. Das zusammen hat, zumindest bei mir, ein kleines Wunder bewirkt. So können sowohl das Haferkorn als auch das daraus sprießende Gräslein nahrhaft sein, und industriell hinzugefügte Enzyme aus dem Brot lasse ich auf diese Weise aus meinem Proteincocktail heraus – einen Transporter für die Wurst benötige ich sowieso nicht mehr.

Hennensuppe mit Ei

In meinen Allesesserzeiten war die Hühnersuppe eines meiner Lieblingsgerichte. Mit dem Schneebesen zog ich in die kochende Suppe gerne ein Ei. Obwohl es mir so gut schmeckte, hatte ich danach meistens Kopfschmerzen. Doch dieser Zusammenhang ließ sich leicht verdrängen, einfach weil das Suppenfleisch mit Ei so lecker war. Im Grunde wusste ich irgendwo in meinem Hinterstübchen: Tierische Proteine in größeren Mengen bekommen mir nicht.

Die meisten Ernährungsberater raten zu ausgewogener und vollwertiger Ernährung mit wenig Fleisch. Zum Verzehr von Eiern dagegen gibt es ganz seltsam widersprüchliche Studien. Ruediger Dahlke rät dazu, tierische Proteine ganz wegzulassen und findet dafür in seinem Buch *Peacefood* durchaus sinnvolle Gründe; und dann gibt es da noch eine ganz andere Gruppe, nämlich die überzeugten Veganer, die nicht nur Ratschläge erteilen, sondern davon sprechen, man hätte als Allesesser einen „Sprung in der Schüssel" oder einen gar in die Hölle verdammen.

Der amerikanische Autor Will Tuttle hat ein im Kern sehr wahres Buch geschrieben. Es geht darin um die Tatsache, dass nichts unmittelbarer das Bewusstsein beeinflusst als der Inhalt des Kochtopfes. Deshalb heißt es auch *Ernährung und Bewusstsein – Warum das, was wir essen, die Welt nachhaltig beeinflusst.* Es geht darin um die Aussage, jegliches Leid sei auf das Fleischessen zurückzuführen. Bei meinen Kopfschmerzen hat das vielleicht gestimmt. Aber es heißt in diesem Buch auch, jeder Krieg rühre vom Fleischessen her. Dabei war ich immer eine sehr friedliche Zeitgenossin, trotz meines hohen Fleischkonsums.

Um irgendwie Leid in der Welt reduzieren zu können, muss ich erst einmal auf meine Haltung schauen, finde ich. Warum esse ich viel Fleisch? Wenn mir etwas so gut schmeckt und ich meine, dass ich davon mehr brauche, hat das ja einen Grund. Ist es deshalb, weil mir Oma immer erzählte, Hühnersuppe mache stark und kräftige das Immunsystem? Eine Frau, so berichtete sie mir, die ein Kindlein geboren hatte, bekam immer eine Henne geschenkt, von der sie lange zehren konnte, damit sie wieder zu Kräften kam. Ich mag doch auch gerne stark und gesund sein. Oder ein noch radikalerer O-Ton von meinen beiden Großmüttern: Fleisch brauchst Du, um gesund zu sein. Wenn Du kein Fleisch isst, wirst Du auf jeden Fall krank! Am Esstisch meines Großonkels durfte sogar von den Kindern immer das Brot liegen gelassen werden, die Wurst jedoch musste gegessen werden. Wie kann etwas schlecht sein, das fast alle Verwandten lieber mögen als Brot?

Bei meinem Großonkel habe ich auch gesehen, wo mein Suppenfleisch herkommt. Da lassen sich die Hühner streicheln und werden liebevoll umsorgt, und der Hahn krähte früher mit denen aus der Nachbarschaft um die Wette. Heute gibt es dort keinen Hahn mehr. Er wurde aber nicht zu Brathähnchen verarbeitet, dafür war er schon zu alt. Aber weil er den Ewald angegriffen hat, kam der Gockel woanders hin, hieß es.

Dann waren da nur noch die Hennen. Wie ist das eigentlich mit diesem ungleichen Geschlechterverhältnis bei den Hennen und Hähnen? Das Bild des krähenden Hahns ist so romantisch, dass es sogar digitale Wecker mit Hahnenschrei als Weckton gibt. Ich hatte mir das auch einmal auf meinem Smartphone eingestellt, doch seit ich Will Tuttles Buch gelesen habe, schiebt sich, wenn ich einen Hahn krähen höre, diesem romantischen Bild sofort ein anderes entgegen: Der Schredder für männliche Eintagsküken. Da bekam mein romantisches Bewusstsein einen Knacks. Stimmt, in die Hühnersuppe kommt nur weibliches Fleisch, deshalb spricht Oma ja immer von der Hennensuppe: *Die* Henne – das ist sogar noch deutlicher als *das* Huhn, und ich hatte die Hennensuppe immer für einen bayrischen Sprachfehler gehalten. Doch der Fehler liegt in Wahrheit beim Schreddern der kleinen Gockel.

Ich könnte jetzt sagen, denke daran, wenn Du das nächste Mal Dein Papier schredderst: Das passiert mit männlichen Küken, damit Du Deine Hennensuppe mit Ei haben kannst. Aber ich will ja nicht manipulieren. Das ist nämlich das Problem, an dem sich die Geister scheiden und wo Leid vergrößert statt verringert wird. Wo der radikale Veganer anfängt, den Fleischesser zu manipulieren, da bekriegen sich diese. Auch der Veganer kann Krieg führen, wenngleich es sich nur um einen verbalen Krieg handelt.

Das pythagoreische Prinzip gilt folglich auch in gewisser Weise für den Veganer: „Solange der Mensch Tiere schlachtet, werden die Menschen auch einander töten. Wer Mord und Schmerz sät, kann nicht erwarten, Liebe und Freude zu ernten." Der radikale Tuttle setzt dieses Zitat ein, um damit auf den Allesesser zu zeigen. Doch auf ihn trifft es ähnlich zu. Denn alles ist eins! Der radikale Veganer ist ebenso in dieses Prinzip verknüpft wie der Fleischesser. Hat Tuttle also am Ende sogar recht, wenn er sagt, alles Leid sei auf das Fleischessen zurückzuführen?

Dieser Krieg dreht sich nur um eines: Um das Leid der Tiere in der Massentierhaltung. Was leider vom radikalen Veganer oft übersehen wird, ist die freie Entscheidung der Menschen. Ich halte es für legitim, dass jeder frei entscheiden kann, ob er Hühnersuppe mit Ei oder Gemüsesuppe mit Nudeln isst. Doch diese Legitimität hat einen herben Beigeschmack, wenn dafür Küken geboren werden müssen und anschließend gleich in den Schredder kommen, weil so viele potenzielle Brathähnchen gar nicht aufgezogen werden können.

Ich erinnere mich an Ruediger Dahlkes Worte zu diesem verbalen Krieg: „Nicht nur die Veganer, auch die Mischköstler, also die Allesesser, rasten gerne aus, angesichts von Menschen, die sich pflanzlich ernähren und an *Peacefood* glauben. Und warum rasten sie so aus? Ja, weil die natürlich wissen, was sie der Welt antun, ökologisch, humanitär und so weiter, das polarisiert eben sehr."

Diesen Krieg führte ich nach der Lektüre von Tuttles Buch und angesichts meiner Hennen-Eiersuppe mit mir selbst. Sind massenhafte Tötungen von männlichen Küken grausamer Teil unserer Welt, den ich mit meiner Suppe löffeln kann? Zeugt es nicht von einer sehr selbstgerechten Haltung, wenn ich das einfach schlucke? Und wer schreddert eigentlich die Küken? Wer macht das für die Konsumenten, damit sie Hennensuppe mit Ei essen können? Bin ich eigentlich Teil davon, wenn ich beim Landmetzger einkaufe? Habe ich auch schon Hühnchen aus Massentierhaltung gegessen? Woher sollte ich das so genau wissen? Schließlich habe ich meine Henne nie selbst geschlachtet und gerupft. Liegt das Selektieren nach Geschlecht der Küken nicht noch einen Schritt weiter vorne?

Fängt dieses Karussell einmal an sich zu drehen, meint man wirklich, etwas gestört zu sein. Will Tuttle sagt das ja über den Fleischesser. Bin ich jetzt wirklich mental verirrt, weil ich Fleisch bestelle und damit einen Kreislauf in Gang halte, oder sind es die Arbeiter am Fließband, die ihren Job tun und damit den Kreislauf fortsetzen?

Diese Handlung ist grausam und doch erforderlich, solange Konsumenten nach Hühnersuppe verlangen. Es ist schrecklich, das zu schreiben, aber Teil der Realität. Wie das Bewusstsein derjenigen aussehen muss, die in den Fleischfabriken arbeiten, das beschreibt Tuttle ebenfalls. Auch Jonathan Safran Foer hat darüber ein Buch geschrieben, es heißt *Tiere essen*. Beide Autoren schildern damit die härteste Realität.

Wo jedoch der religiöse und fanatische Wille durchkommt, da fühlt man sich erheblich manipuliert. Lade ich wirklich Schuld auf mich, wenn ich mir Hähnchenkeulen für meine Suppe auskoche? Wird wirklich jeder Veganer auf seinem Wald- und Wiesenspaziergang von Massen an Rehen, Hasen, Schmetterlingen und Bienchen begleitet? Ist das nicht vielleicht eine ähnlich manipulative Technik, wie die Milchindustrie sie für ihre Tetrapacks verwendet? Die Antwort darauf fand ich erst später.

Zum Zeitpunkt der Lektüre von Will Tuttles Buch war ich noch ein Grünschnabel in Sachen Proteinsuppe. Dann ist man von den massenhaften Bildern vom grausamen Tod wie vernebelt. Ich saß oft laut schreiend vor diesem Buch. Diese Lektüre machte es mir nicht nur unmöglich, tierisches Protein zu mir zu nehmen, sondern verdarb mir den Appetit überhaupt. Aber irgendwann musste ich wieder essen, und das ging auch in rein pflanzlicher Form. Die Bilder jedoch blieben mir, sie hatten meine Vorstellungskraft grausam erweitert und meine Ernährung auf den Kopf gestellt.

Ich war nun Pflanzenesserin, jedoch – und das ist für mich das Verwirrendste daran gewesen – mit ständiger Lust auf alte Gewohnheiten. Wie konnte das nur sein? Nachdem ich diese ganzen schrecklichen Bilder der Massentierhaltung mit mir herumtrug – und oft ziehen radikale Veganer ja auch Vergleiche zwischen Massentierhaltung und Konzentrationslagern aus der NS-Zeit – wie konnte ich dann noch Lust auf tierisches Protein haben? Ich war hin und her gerissen zwischen der ehemaligen Gewohnheit und der radikalen Veränderung.

Ich dachte zunächst wirklich, pflanzliche Ernährung sei für jeden Menschen auf der ganzen Welt das Allerbeste. Das kann auf Dauer nicht gut gehen, für einen selbst und für die anderen. Extreme Sichtweisen sind unrealistisch und ungesund. Doch habe ich gelernt zu unterscheiden, dass die manipulierte Sichtweise mir nicht wirklich entspricht; und ein Teil von mir sind nun einmal alte Gewohnheiten. Vor allem wenn es um Ernährung geht, legt man Gewohntes nicht einfach so ab.

Wenn mich meine Großmutter gelehrt hat, Hühnersuppe macht stark, dann ist das durch eine Lektüre nicht so einfach aus mir herauszubekommen, denn Essensgewohnheiten stecken tief in jeder Zelle. Keiner, der sich seiner selbst bewusst ist, will allen anderen pflanzliche Ernährung aufzwingen. Vor allem keiner, der sieht, dass alles miteinander zusammenhängt. Niemand will im Grunde, dass er etwas aufgezwungen bekommt. Dieser Zwang, das lernte ich mit der Zeit, hat mit Maßlosigkeit zu tun.

Pflanze oder Tier?

Ruediger Dahlke erzählte im Interview von einem Veganer, der ihm tatsächlich am Gürtel herumriss, weil der aus Leder war. Wer *Peacefood* vertritt, müsse auch sonst vegan leben, war dessen Meinung. Doch solch ein Angriff ist so gar nicht „peace“, wie ich finde.

Friedlich und gesund ist ein Leben, in dem man nicht gleich seinen Ledergürtel oder sein Kuhfell in die Tonne tritt, weil man die Ernährung auf eine pflanzliche umgestellt hat. Es geht ja auch um eine achtsame und demütige Haltung dem gegenüber, was man schon besitzt. Es geht darum, Maß zu halten, und man kann nach und nach das Leben außerhalb des Tellers tierproteinfrei halten, wenn man das anstrebt. Das geht nicht von heute auf morgen. Gesund ist, wenn man die konsequente Haltung nach und nach umsetzt, indem man keine neuen Lederprodukte mehr nachkauft. Dr. Dahlke ist da sehr konsequent in Produktkonsum und Ernährung.

Hier ein gesundes Maß zu halten, ist ein Kniff, den die jungen Veganer nach und nach erlernen müssen. Ins Fanatische ist man schnell abgerutscht, das ist ja die Gefahr, man bemerkt es oft erst im Nachhinein. Hat man einmal angefangen, über die Anwesenheit von tierischen Produkten im Alltag nachzudenken, kann das zu extremen Gefühlen verleiten. Man muss sich dabei einfach erst einmal klarmachen, warum man sein Leben tierproteinfrei halten will.

Attila Hildmann beispielsweise ernährt sich pflanzlich, weil er seinem Körper etwas Gutes tun will, soweit ich das aus seinem Buch *Vegan for fit – Vegetarisch und cholesterinfrei zu einem neuen Körpergefühl* herauslesen konnte. Er treibt die radikale Ernährung nicht bis ins Kleinste. Veganen Wein, das hält er schon für übertrieben, hörte ich ihn in einer Talkshow sagen.

Wenn es darum geht, dass man gesund ist und sich fit fühlt, genügt es manchmal schon, Fleisch und Milchprodukte sein zu lassen. Ob da jetzt der Wein durch eine Fischblase gefiltert wurde, muss für die Gesundheit in dem Moment nicht maßgeblich sein.

Einem, der so viele Tiere rettet, wie der Attila, sagte Ruediger Dahlke, dem solle kein fanatischer Veganer den Ledergürtel oder gar den Porsche vorwerfen: „Wenn er jetzt einen Porsche mit Ledersitzen fährt, weil er als junger Mann einfach geil auf einen Sportwagen ist, dann sage ich den Leuten, schaut, dass Ihr Euch Geld spart, dass Ihr Euch auch einen Porsche leisten könnt, statt so neidisch zu sein.“

Man sollte lieber vor der eigenen Haustüre kehren, anstatt anderen ihr Leben vorzuschreiben. Wenn „solche engen Geister", fanatische Veganer und fanatische Allesesser, aufeinandertreffen, kann das schon zu energiegeladenen Situationen führen: „Wenn die engen Geister, die sonst nix haben im Leben außer ihr Thema Futter, auf solche treffen, die ihr Steak blutig mögen", sagte Ruediger Dahlke mit einem Augenzwinkern, kann genau das uns zeigen, wie wir *nicht* vorankommen.

Denn ein Problem bleibt, nämlich die Massentierhaltung. Auch wenn der durch die Fischblase gefilterte Wein für die menschliche Gesundheit in dem Moment unerheblich ist – Fischblase, Ledergürtel und -sitze müssen ja irgendwo herkommen, genauso wie das Kuhfell in meinem Wohnzimmer. Dass dies oft mit viel Leid aller Tiere verbunden ist, nicht nur dem der männlichen Küken, der Hennen, der Fische oder der Rinder, das wissen wir alle. Doch keiner darf dem anderen vorwerfen, er würde Leid verursachen. Nahezu keiner lebt in unseren Breitengraden so, dass er kein Tierleid oder gar den Tod vieler Tiere verursachte.

Mein Kuhfell liegt seit vielen Jahren im Wohnzimmer, und da bleibt es auch. Nur weil ich anfange, mich pflanzlich zu ernähren, muss ich nicht gleich einen neuen „veganen" Teppich kaufen. Jeder sollte für sich selber schauen, dass er sein Leben lebt und dabei vielleicht versucht, so wenig Leid wie möglich zu verursachen. Aber ich sage nicht: „Hey, Du machst etwas falsch!" Ich habe mit meinem eigenen Gewissen genug zu kämpfen; denn zu Beginn meiner pflanzlichen Ernährung schien die schwarze Pädagogik überall zu sein. Hennensuppe mit Ei war für mich Vergangenheit. Gegenwart jedoch diejenige Pädagogik, die mit meinen Ängsten spielt und darauf abzielt, mich zu verunsichern.

In fanatischen Argumentationen verstricken sich oftmals dogmatische Pädagogik und Religion, und zwar eine solche, die die vielfältigen Bilder der Realität nicht sieht. Sie sehen allein die schrecklichen Bilder und nehmen diese her zum Schockieren. Das wird von Veganern gerne ins Extrem getrieben, einfach um die ganze Welt zu missionieren. Ich finde, es ist notwendig, dass weniger Fleisch gegessen wird, aber nicht auf diese Art und Weise. So ist auch Ruediger Dahlkes *Peacefood*, wie er sagte, nur „ein Angebot, sein Risiko auf Zivilisationskrankheiten zu verringern, aber niemand *muss* das tun! Ich habe noch nie jemanden mit einer Pistole zum veganen Leben gezwungen!"

Als ich selber vom Fleischesserpol zum Pflanzenesserpol katapultiert wurde, sah ich mich zunehmend mit fanatischer Literatur konfrontiert. Ich wollte mehr erfahren, um im Supermarkt nicht mehr achtlos zu nehmen, was da ist, auch um den Rest meiner Symptome endlich loszuwerden, nachdem nun zumindest schon die Kopfschmerzen mit dem tierischen Proteinmix der Vergangenheit angehörten. Teil der Literatur über Ernährung, das musste ich immer wieder feststellen, sind auch dogmatische Texte.

So stieß ich auf einen noch radikaleren Autor namens Swami Lakshmanjoo, der sagt gar: „Ein Vegetarier, der mit einem Metzger eine freundschaftliche Beziehung unterhält, ist ebenfalls ein Sünder und verdient, bestraft zu werden."[26] Weiter heißt es: „Bei Hochzeitsfeierlichkeiten solltest Du kein Fleisch servieren und ebenso wenig glauben, Fleisch zu essen, diene der Gesundheit. Es gibt keinen Grund. Warum solltest Du wegen Deiner Zweifel und Deiner Furcht vor dem Tode ein unschuldiges Wesen töten? Es ist besser zu sterben, als das Leben eines unschuldigen Wesens

---

26 Lakshmanjoo, 135f.

zu nehmen, um das eigene zu bewahren. Manche mögen sagen: „Aber ich muss meinen Gästen Fleisch vorsetzen, wie meinem Schwiegersohn, oder sie werden beleidigt sein. Man wird glauben, ich sei geizig und scheue die Ausgaben für ihren Genuss." Wenn Du Deinen Schwiegersohn oder Deine Gäste wirklich liebst, serviere ihnen köstliche vegetarische Gerichte, mit einer Vielzahl an Gemüsen, Käse und Joghurt. Setze ihnen keine Fleischgerichte vor. Er wäre kein Ausdruck von Liebe, sondern vielmehr Hass, weil Du sie zu solch unglücklichem Verhalten ermutigen würdest, das ihnen zwanzig höllische Leben bescheren wird."[27]

Mal abgesehen von der Schuldmetaphorik, durch die Angst hervorgerufen wird, liegt das Problem hier vor allem in der Definition von „vegetarisch". Fleisch zu essen, sei nach Lakshmanjoo grundsätzlich böse und mit zwanzig höllischen Leben verknüpft, aber Joghurt serviert er seinen Hochzeitsgästen. Streng genommen hängen Milch- und Fleischindustrie zusammen. Wo Joghurt produziert wird, müssen Kälber geboren und getötet werden, oder nicht?

Schauen wir dazu nochmals die fanatische Religiosität an: Diese Sichtweise geht über jegliche Ethik hinaus und ist extrem religiös, aber eben nicht im gesunden Sinne.

Solche extremen Sichtweisen verschleiern oft wichtige Tatsachen. Das reale Problem ist immer die Trennung in Gruppen wie „vegan", „vegetarisch", „omnivor" – es gilt leider immer nur das Eine oder das Andere als gesund. So ist auch der überzeugte Fleischesser gerne extrem und überträgt seine eigene subjektive Wahrheit auf alle anderen Menschen.

Die ehemalige Veganerin Lierre Keith hat *Ethisch essen mit Fleisch* geschrieben, ein sehr gutes Buch über Ernährung. Ihr

27 Ders., 140

geht es als Fleischesserin besser, schreibt sie, ihre Schmerzen hätten sich verringert. Jedoch rät sie genau deshalb allen Menschen von der veganen Ernährung ab – und das ist meines Erachtens falsch. Jeder Mensch lebt und denkt anders. Deshalb benötigt jeder Mensch auch niemals das gleiche Essen wie ein anderer. Wo mir pflanzliche Nahrung gut tut, tut Dir vielleicht ab und an etwas Fleisch gut, wie Keith. Was mir gut tut oder Dir, ist aber keinesfalls auf alle Menschen übertragbar. Jeder muss das Gute für sich selbst finden. Und das Gute ist nicht allein auf die Ernährung zurückführbar. So simpel funktioniert der Mensch nicht, das schreibt auch Keith. Trotzdem rät sie vom Veganismus ab.

Ihre dunkelsten veganen Stunden sahen so aus: „Wenn ich meine Hausschlüssel nicht finden konnte, saß ich wie ein Häufchen Elend auf dem Wohnzimmerboden, gelähmt am Rand des Nichts. Wie sollte ich weiterleben?“[28] Und über ihre Freunde: „Alle meine Jugendfreunde waren radikal, redlich, erbittert. Der Vegetarismus war der nahe liegende, der Veganismus der edlere Weg daneben. Alle, die ihn langfristig beschritten, wurden krank. [...] Sie werden nicht wollen, dass es Ihnen so geht wie mir. Ich bitte Sie, dieses Buch zu Ende zu lesen und die Quellen im Anhang zu erwägen. Bitte. Besonders wenn Sie Kinder haben oder haben möchten.“[29] Über eine Gruppe Veganer, die auf einem Hof im Bundesstaat New York Permakultur betreiben, schreibt Keith, sie seien so ausgemergelt, „dass es mir beim ersten Treffen vor Mitleid ins Herz stach. *Krebs – Chemo – oh Gott* war mein erster Gedanke. Doch er starb nicht. Er aß nur nicht. Die Praktikanten – jung, ernsthaft und engagiert – sahen genauso schlecht aus. Bei einigen war eine deutliche C-Kurve in der Statur erkennbar, zu viel Mus-

---

28 Keith, 17

29 Dies., 18

kelschwund, um aufrecht zu stehen. Einige waren völlig geistesabwesend, aber nicht durch Marihuana, denn der Hof war eine drogenfreie Zone, und so musste ich daraus schließen, dass es sich um ein Hunger-High handelte. Fiel das nur mir auf? Waren alle anderen derart gefühllos angesichts dieser knochigen Ästhetik?"[30]

Diese radikale Sichtweise steht für mich nur als Ratschlag da, so viel habe ich gelernt. Es ist für mich kein Dogma. Wenn ich aber spüre, dass es mir ohne Fleisch besser geht, ist das auch in Ordnung, zumal: Kein Fleisch zu essen, bedeutet ja nicht, nichts zu essen!

Wenn die Hausärztin meiner Mutter sagt, genauso wie Ruediger Dahlke das aus langjähriger Praxiserfahrung bestätigt, dass Vegetarier und Veganer, die sich von frischem Obst und Gemüse vollwertig ernähren, immer die Gesünderen seien, kann ich das genauso als Ratschlag ansehen. Aber eben nur als Ratschlag und nicht als Dogma.

Jeder Mensch weiß im Grunde, was ihm gut tut. Wer dem veganen Trend folgen will und nach kürzester Zeit sagt, er würde ja gerne weiterhin vegan leben, aber ihm schmecke Schokolade einfach zu gut, für den ist das vegane Dasein wirklich nicht das richtige. Denn wer vegan leben mag, muss auch ein wenig vegan denken und erkennen können, dass Schokolade eigentlich vegan ist und erst mit der Hinzufügung von Milch vegetarisch oder omnivor wird. Wer nicht vegan denkt, der tut sich mit einer veganen Ernährung nichts Gutes. Das meint auch das Zitat der Autorin Katarina Michel. Sie tat diese so wahre Aussage in einer unserer vielen Diskussionen: „Die Welt wird nicht besser sein, wenn wir alle vegan leben, solange uns das entsprechende Bewusstsein

30 Dies., 66

fehlt." Das ist völlig in Ordnung so, keiner muss sich verbiegen. Die mentale Haltung muss zur Ernährung passen.

Wer sich natürlicherweise Gedanken über das Essen macht, dem wird es auch gutgehen. Wer achtsam lebt und sich Gedanken über das Essen macht, der kann vielleicht auch einmal auf gesunde Art Fisch essen, wenn er sich beim Bodenseefischer einen regionalen Fisch holt oder aus des Nachbars Teich mit Speisefischen einen auf seinen Teller bekommt. Wo die Großmutter selbst gemachte Marmelade an einen Vegetarier verschenkt, da schwinden ganz heilsam die Grenzen zwischen Veganern, Vegetariern und Allesessern. Fanatisch und ungesund wird es durch feste Grenzen zwischen diesen Gruppen.

Hennensuppe mit Ei koche ich nun nicht mehr, aufgrund eines radikalen Veganers und seines Buches, für das ich ihm dankbar bin. Aber gelassen wurde ich nur, indem ich dessen extreme Einstellung reflektiert und dann auch sein gelassen habe.

Grüntee

Der Körper kommuniziert! Bei einer solchen Aussage muss ich immer ein wenig schmunzeln, und doch ist da etwas Wahres dran. Wenn wir zum Schulmediziner gehen, kann der manchmal unseren Körper durch Medikamente zum Schweigen bringen. Bei mir ging das nicht, und ich freute mich darüber. So hatte ich die Möglichkeit, meinem Körper zuzuhören und darauf zu reagieren. Wenn Symptome aussagen: „Was Du Deinem Körper gibst, ist falsch!", kann die Ernährung oft viel bewirken. Aber nicht allein eine Ernährungsumstellung ist die richtige Antwort auf symptomatische Aussagen des Körpers.

Indische Yogis können Arsen trinken und sterben nicht daran. Was zeigt uns das? Irgendwie scheint das Bewusstsein eine höhere Stellung einzunehmen als das Nahrungsmittel – oder in diesem Fall das Gift. Dennoch steht die Substanz, die man zu sich nimmt, in Wechselwirkung mit dem Bewusstsein. Wir sind zwar nicht alle Yogis, können aber durchaus von deren Weisheit profitieren.

Attila Hildmann warb vor einiger Zeit in seinem Newsletter für seinen eigenen Matcha-Tee. Das ist ein Grüntee, dessen getrocknete und gemahlene Blätter mit einem witzig aussehenden kleinen Bambusbesen in Wasser gerührt werden. Hildmann bewarb an diesem Grüntee vor allem eine bestimmte Substanz: den Wachmacher L-Theanin. Diese Aminosäure ist keineswegs mit Koffein zu vergleichen, denn diese wirkt auf anderer Ebene im Körper. L-Theanin regt die Produktion von Alpha-Wellen im Gehirn an. Alpha-Wellen lösen gleichzeitig starke Konzentration und innere Ruhe aus – vergleichbar mit einer Art meditativer Wachheit. Diese Alpha-Wellen wiederum sind sozusagen Ausgangspunkt der mentalen Arbeit von Yogis.

Was machen wir also damit? Teetrinken und Abwarten genügt nicht – nicht ganz jedenfalls, denn L-Theanin allein sorgt nicht für gute Gesundheit. Entscheidend dabei ist der Bewusstseinszustand. Dieser wird gemessen an der Aktivität des Gehirns. Wessen Gehirn Alpha-Wellen produziert, dessen Immunsystem läuft praktisch wie geschmiert. Und wer krank ist, dessen Heilung verläuft in diesem Zustand schneller.[31]

Der Hype um solche recht teuren Superfoods wie dem Matcha-Tee ist zum Zeitpunkt meiner Recherchen für dieses Buch groß.

---

31 De Vries, 87f.

Da ist natürlich auch viel Marketing dabei, das sagte Hildmann ja sogar selber in einem 3Sat-Interview mit Katrin Bauerfeind in der Sendung *Bauerfeind assistiert.* Ich selbst kann mir teure Superfoods nur in sehr geringem Umfang leisten; und es geht ja anscheinend auch ohne Matcha-Tee. Nicht nur Yogis kommen ohne Matcha-Tee aus (wobei es bei ihnen sowieso völlig gleich zu sein scheint, was sie zu sich nehmen). Auch von Sportlern und Künstlern ist es bekannt, dass sie die Alpha-Wellen allein durch Konzentration herstellen, um bessere Leistungen zu erzeugen. Alpha-Wellen sind anscheinend durch meditative Bilder ganz einfach zu erzeugen, denn sie werden ansatzweise schon dann produziert, wenn man nur an den dampfenden Tee denkt. So wirken diese Gehirnwellen auf den Körper ein, indem sie ihn entspannen und das Immunsystem arbeiten lassen, wie es arbeiten soll.[32]

Dieser Ansatz lässt sich laut der Forschungen des Entwicklungsbiologen und Stammzellforschers Lipton (nein, das ist nicht der Gründer der gleichnamigen Teemarke!) weiterentwickeln. Er heißt Bruce Lipton und sagt, wir wären nicht nur in der Lage, unser Immunsystem im Allgemeinen per Entspannung oder Gedankenkraft zu beeinflussen, sondern wir könnten, fokussiert auf eine bestimmte Körperregion, bis auf einzelne Moleküle einwirken. Physikalische und chemische Eigenschaften von Molekülen könnten durch bestimmte Gehirnwellen verändert werden. Lipton wird noch genauer: Auch die körpereigenen Substanzen Histamin und Östrogen sollen auf diese Weise beeinflusst werden können.[33] Allein diese Vorstellung finde ich schon ziemlich entspannend. Wenn wir wirklich allein durch mentale Aktivität auf die Proteinmix-

32 Dies.

33 Bruce Lipton, The Biology of Belief, 2005, 110-117, 125, 84; zitiert aus: De Vries, 113

tur in unserem Körper Einfluss nehmen können, scheinen wir gar nicht so sehr vom einzelnen Nahrungsmittel abhängig zu sein.

Das Bewusstsein schafft also vermutlich viel mehr, als jedes Nahrungsmittel es vermag. Aber wir westlichen Menschen sind keine nahrungsmittelabstinenten Yogis, deshalb können wir ruhig die positiven Wirkungen von Lebensmitteln benutzen, um Wechselwirkungen zwischen Essen und Denken zu initiieren.

Mir zeigt die Theorie von Bruce Lipton, dass ich meinen Körper aktiv gestalten kann. Dabei muss ich auch nicht fanatisch vegan den Cocktail meiner Proteine beeinflussen wollen, sondern kann auch einfach die Füße hochlegen und ein Tässchen Tee trinken. Dass in solchen Momenten der aktive Genuss und die mentale Entspannung weit über der physischen Substanz stehen, macht die Entscheidung, welchen Grüntee ich trinke, irgendwie ein wenig hinfällig.

Würfelzucker

Magst Du Zucker in Deinen Tee? Ich lehne immer dankend ab. Klingt irgendwie überkorrekt, ist aber eine notwendige Hürde für meine Gesundheit gewesen. Haushaltszucker hat mich immer schon sehr müde gemacht. Vor allem bei bestehenden Erschöpfungszuständen ist das eine unnötige Belastung, denn Zucker kann den geplagten Körper mehr als überanstrengen. Der Darm muss zwar nicht viel tun, um diese geballte Süße zu verarbeiten, aber er schickt sie gleich weiter ins Blut, und deshalb muss der Körper jede Menge Hormone ausschütten, vor allem Insulin, um das Blut wieder vom übermäßigen Zuckeranteil zu reinigen. Das kann die Kräfte erschöpfen.

In jedem Lebewesen sind Zuckerketten drin, das macht die Natur so, deshalb ist auch in jedem Nahrungsmittel ein natürlicher Anteil Zucker enthalten. Dabei gibt es einfache und komplizierte Ketten. Die komplizierten Ketten stammen aus der Natur. Der Mensch vereinfacht sie entweder durch die Verdauung oder durch industrielle Zerteilung, beispielsweise der Zuckerrübe. Man könnte auch sagen, Industrienahrung enthält eher die einfachen Ketten, weil die Industrie die Ketten in der Herstellung schon zerteilt, uns also praktisch schon einen Teil der Verdauungsarbeit abnimmt. Das ist nicht gut. Die komplizierteren Zuckerketten sind immer die bessere Wahl, weil sie natürlicher sind und den Körper fordern. Weißes Baguette zum Beispiel schmeckt deshalb – annähernd – wie ein Bonbon, weil es viele einfache Zuckerketten enthält, die im Mund schon spürbar sind. Dunkles Vollkornbrot dagegen besitzt die komplizierten Zuckerketten. Da muss der Darm ordentlich arbeiten, um diese Kette zu zerteilen, also zu verdauen. Das ist gut so, denn das ist praktisch wie Sport für den Körper. So setzt sich logischerweise der Zucker in Maßen nicht zwangsläufig als Fettpölsterchen ab.[34]

Beim Grüntee kann ich noch selber entscheiden, ob ich ihn süß haben will, der Würfelzucker grenzt sich noch gut sichtbar von seiner Umgebung ab. Doch den ziemlich weit verbreiteten Streuzucker aus der Ernährung herauszuhalten, das ist gar nicht so einfach. Er ist oft versteckt, wo man ihn gar nicht vermuten würde. Bei Nutella & Co. ist der hohe Zuckergehalt gemeinhin bekannt. Auch dass Essiggurken und Ketchup jede Menge Zucker enthalten, wissen wir mittlerweile alle. In Fruchtjoghurt beträgt der Industriezuckeranteil beispielsweise 15 %.

---

34 Enders, 56f.

Aber wie verhält es sich bei Fruchtsmoothies, Apfelmus oder Kirschsaft? Wenn da Kirschsaft draufsteht, ist auch nur Kirschsaft drin? Pustekuchen, ein Blick auf die miniklein geschriebene Zutatenliste genügt. Mir ging es eine Weile so, dass ich deshalb solche Produkte frustriert wieder ins Regal gestellt habe. Zutaten: Kirschsaft, Zucker – und damit ist selbstverständlich nicht der Fruchtzuckeranteil gemeint, der natürlicherweise zur Kirsche gehört. Es geht hier wirklich um den puren weißen Haushaltszucker, der industriell durch die Abspaltung der Nährstoffe entsteht.

Synthetisch hergestellte Zuckerersatzstoffe sind da natürlich auch keine Lösung, im Gegenteil. Auch die sind in vielen Lebensmitteln versteckt. Die Verbraucherseite Codecheck.info (gibt es auch als App) liefert uns eine Möglichkeit, nicht in die Produktfalle zu tappen.

Was unseren Nahrungsmitteln (neben dem synthetischen Zucker) zugesetzt wird, ist eigentlich das Abfallprodukt der Zuckerrübe und so süß, dass es unsere Körper ins Ungleichgewicht bringt. Der Körper gewöhnt sich an diese ständige Süße. Das ist nicht richtig, denn das macht abhängig. Dabei wird die körpereigene Intelligenz gestört. Die Werbung für Traubenzucker sagt uns: Zucker steigert die Leistung. Das stimmt auch, aber nur kurzzeitig. Langfristig erschöpft es den Körper und macht ihn abhängig, weil die Intelligenz so nur noch auf diesem eingeschränkten Niveau von außen stimuliert wird. Das braucht ständig Nachschub, was gut für die Traubenzuckerhersteller, schlecht aber für die eigene tiefere Intelligenz ist. Zucker stellt hier einfach einen Störfaktor dar.

Die Signale des Körpers sind Teil einer uralten Intelligenzform, der sogenannten somatischen Intelligenz, sie ist sogar die älteste Form der Intelligenz. Sie sichert durch den Trieb, sich mit Nahrung zu versorgen, das Überleben. Trotzdem werden die Signale des Körpers heute oft nur wenig beachtet.[35]

Im Vordergrund des Ernährungsverhaltens stehen oftmals eher Emotionen oder Mangelgefühle, die schnell auch Heißhunger hervorrufen. So werden sie kompensiert und unterdrückt. Um Heißhunger zu stillen, greift man eher selten zu den gesunden Nahrungsmitteln, sondern vielmehr zu denen, die extrem viel Zucker liefern. Am besten puren Zucker, der nicht mehr groß vom Körper bearbeitet werden muss, bevor er ins Blut aufgenommen werden kann. Haushaltszucker ist solch ein purer Zucker. In Maßen genossen, kann er irgendwie bekömmlich sein, doch wo der Deutsche im Durchschnitt fünfunddreißig Kilogramm Zucker pro Jahr vertilgt, kann davon kaum mehr die Rede sein. Bei Heißhunger sowieso nicht. Denn bei Heißhunger und Unterzuckerung muss schnell gehandelt werden, da denkt der Mensch einfach nicht sehr weit. Zucker ist überall greifbar und deshalb Teil eines kleinen Teufelskreises. Wer dann regelmäßig viel Süßes zu sich nimmt, dessen Körper zeigt durch schnell einsetzendes Zittern bei Hunger, dass er rasch Nachschub braucht. Zuckerjunkies sind sozusagen die *Light*-Version der Drogenabhängigen. Ihr Blut ist süßer, doch süß ist hier eher falsch – oder sagen wir unnatürlich.

In der Natur findet sich solch purer Zucker nicht. Natürliche Pflanzensüße muss vom Körper viel mehr bearbeitet werden, und das ist gut, denn das bedeutet, dass die körpereigene Intelligenz geschult wird. Wer seinen Körper fördert, wird belohnt. Derjenige, der die natürliche Fruchtsüße auseinanderbaut, um sie dem Körper zur Verfügung zu stellen, wird nicht nur länger Energie haben, son-

35 Frankenbach, 13

dern ist auch weitergebildet in dem Sinne, dass seine körpereigene Intelligenz ihn länger überleben lässt als den Zuckerjunkie.

Der Junkie ist auch deshalb Junkie und betrügt seine eigene Intelligenz, weil er seinen Körper täuscht. Zucker ist nur dann etwas Gesundes oder Natürliches, wenn noch alle Vitamine und Nährstoffe der Zuckerrübe dabei sind. Doch eben diese verwehrt der Haushaltszucker dem Körper. Der muss weiter Lust auf etwas Süßes hervorrufen, weil er eigentlich auch die Nährstoffe der Zuckerrübe braucht. Beim Essen entzieht der raffinierte Zucker dem Körper Nährstoffe, weil die im zugeführten Zucker nicht enthalten sind. So stuft industriell zugesetzter Zucker auch noch den Nährwert des Nahrungsmittels herab, dem er zugesetzt wurde.

Wenn mein Körper etwas Süßes verlangt, dann hat er absolut recht. Zucker ist natürlicherweise Teil des Lebens. Wo in jedem Nahrungsmittel Zuckerketten enthalten sind, da darf deshalb – nein, da muss der Mensch auch davon naschen. Nur darf ich ihn eben nicht mit dem Abfallprodukt der Zuckerrübe abspeisen. Wenn die Nährstoffe nicht abgespalten werden, ergibt das den sogenannten Vollrohrzucker. Das ist die komplette Zuckerrübe, die sogar noch vollwertigen karamelligen Geschmack enthält. Dann gibt es noch Reismalz, Birkenzucker, Ahornsirup, Agavendicksaft und Stevia. Stevia ist wohl die süßeste Pflanze, die ich kenne. Wer sich Stevia als Pflanze in den Garten setzt, der hat schon einmal eine süße Grundlage für seine unabhängige Gesundheit gelegt.

Ich fand im Zuge meiner Recherchen auch noch eine Studie, die belegen will, dass Zucker maßgeblichen Einfluss auf unsere Psyche hat: Er verstärke unsere Angstzustände. Ich habe in diesem Kapitel nicht mehr den Raum, das auszuführen, aber vielleicht ist das ja ein Denkanstoß. Greifst Du immer dann zu etwas Zuckrigem, wenn Du unsicher bist? Kann der Zucker Deine Nervenbahnen so verändern, dass die Unsicherheit zu Angst wird?

Lachspizza

Rehhälften im Kühlraum und Kalbshirn im Kochtopf – das waren für mich gewohnte Bilder in meiner Kindheit. Mein Großvater väterlicherseits war Chefkoch im eigenen Restaurant und servierte gerne auch einmal Hirnsuppe auf Hochzeiten. Der Geruch von Landjägern und Leberwurst, das Bild von Schweineohren und Schweinefüßen in der Auslage des Metzgers in der Nachbarschaft – das sind Eindrücke, mit denen ich aufgewachsen bin. Da war es auch nicht schockierend, wenn mein Großonkel liebevoll einen Hasen auf den Arm nahm, ihn sanft streichelte und dem Tier ins Ohr flüsterte: „Morgen kommst Du dran!"

Das alles hat mich nie schockiert. Ich denke, das lag ganz einfach daran, weil ich es gewohnt war. Erst als ich Ausschnitte aus einem Handbuch für moderne Milchwirtschaft gelesen habe, aus dem Will Tuttle in seinem Buch *Ernährung und Bewusstsein* zitiert, kam der große Schock. Die Folge: Ein halbes Jahr Ekel vor Fleischprodukten.

Doch was passiert mit meinem Bewusstsein, wenn ich Körper und Emotionen plötzlich nicht weiter durch das Löffeln von Hühnersuppe und durch die abwechselnden Proteinschichten Butter und Gelbwurst auf meiner Scheibe Brot beeinflusse? Bis zu meinem 31. Lebensjahr aß ich mit Genuss auch blutige Steaks oder gebratene Hühnerleber. Dann plötzlich dieser extreme Wandel:

Innerhalb von drei Monaten ließ ich zunächst die Milchprodukte und dann auch das Fleisch weg.

Das Bewusstsein reagierte nicht nur darauf, sondern vor allem auf meinen extremen Ekel, den ich plötzlich hegte. Wenn ich schlief, träumte ich, wie ich Fleisch essen muss. Es erschien mir jedes Mal wie ein Zwang, gefolgt von abstoßenden Gefühlen. Hackbällchen mit Tomatensoße und rohes Fleisch aß ich in nächtlichen Träumen unter Würgereizen.

Bis zu jener Nacht, in welcher etwas anders wurde: Ich rolle fein säuberlich eine hauchdünne Scheibe rohen Lachs auf und schiebe sie mir in den Mund – und das schmeckt! Morgens wache ich auf und frage mich: Hat mir der Mann im Mond nun den Unterschied zwischen „Fleisch und Fisch" offenbart, den ich bisher nie gesehen habe? Doch auch in diesem Moment denke ich rational und mache keinen Unterschied zwischen Land- und Wassertieren, sie fielen für mich als Allesesser immer in die Kategorie „Fleisch". Deshalb denke ich weiter und komme zu dem Schluss, dass die nächtlichen Bilder vielleicht Teil einer Verarbeitung sind. Wenn ich meinen Körper plötzlich auf eine pflanzliche Ernährung umstelle, heißt das noch lange nicht, dass Körper und Geist diese Veränderung so schnell mitmachen.

Zudem sehe ich meine mit Fleisch befüllten Träume als Symbol für ein ausgewogenes Bewusstsein – das aus sich heraus einen Ausgleich schafft, wenn ich im Alltag fanatisch werde. Wir leben nun einmal in einer Welt, in der im Moment weniger als ein Prozent der Bevölkerung vegan isst. Fleisch zu essen gehört also zu unserer Gesellschaft. Wo es als Ziel gelten sollte, weniger Fleisch zu essen, kann nicht das fanatische, sondern allein das entspannt ausgewogene Bewusstsein Grundlage für ein gesundes Leben sein. Letztendlich ist es dann auch keine Schande, wenn ich meinem Heißhunger ab und an nachgebe und eine Pizza esse, belegt mit Lachs und Käse, sondern ganz einfach gesunde Realität und Teil der Evolution! So kann der ungesunde Heißhunger langsam zu einem gesunden Hungergefühl werden, das mich meistens zu Gemüse, aber manchmal eben auch noch zu einer Lachspizza führt. Nach dieser Erkenntnis kamen auch meine Träume nicht wieder, und der Ekel vor Wurst und Fleisch gehörte der Vergangenheit an.

Tofu-Würstchen

Ich selbst mag keine Tofu-Würstchen oder andere Sojaprodukte, einfach weil es mir nicht schmeckt. Doch bestimmt habe ich in der Vergangenheit schon Tiere gegessen, die mit Sojakuchen oder -schrot gefüttert worden waren. Die unscheinbare Sojabohne ist stärker in unseren Lebenskreislauf eingebunden, als man vielleicht auf den ersten Blick vermuten würde, auch Biodiesel wird daraus hergestellt. Kühe bekommen Sojaschrot zu fressen, damit sie mehr Milch geben.

Die Veganer haben am Kreislauf der Sojabohne sicherlich den kleineren Anteil mit ihrer Tofu-Wurst als Fleischersatz. Die kann zwar als Fleischersatz dienen, hat jedoch, in größeren Mengen verzehrt, vor allem bei Männern einen Einfluss auf den Hormonhaushalt.[36]

Doch viel erheblicher ist dabei die Frage: Habe ich ein genverändertes Tofu-Würstchen auf meinem Teller liegen? Denn immerhin macht die Genveränderung (GV) bei Soja über 80% aus, und

36 Dahlke, Das Geheimnis der Lebensenergie in unserer Nahrung, 325f.

da kann es schon sein, dass auch der Veganer mal unabsichtlich davon nascht. Die Wahrscheinlichkeit, mit genverändertem Soja über das Tofu-Würstchen hinaus in Kontakt zu kommen, ist sehr hoch. So ist die Sojapflanze eine der Großen im Anbau für Treibstoffe des ganzen Lebenskreislaufs. 2012 und 2013 gingen mehr als 100 Millionen Hektar der Anbauflächen an die Sojapflanze – das ergab 270 Millionen Tonnen Bohnen. Die hatten einen Wert von 50 Milliarden US-Dollar.[37]

Der bloße Kontakt mit GV-Soja bringt einen vielleicht erst einmal nicht um. Aber wenn man ein bisschen weiter denkt, verursacht der Anbau nachhaltige Schäden. Solche Pflanzen wachsen nämlich nur mit Pestiziden und künstlichen Düngemitteln und sind auf natürliche Weise nicht mehr hochzukriegen. Das zusammen ergibt – gelinde gesagt – einen ziemlich ungesunden Cocktail für Erde, Pflanze, Tier und Mensch.

Die meisten Verbraucher wollen über GV-Produkte gerne aufgeklärt sein. Ob ein Hühnchen mit Sojaschrot gefüttert wurde, an dem herummanipuliert worden ist, könnte leicht mit einem Etikett deklariert werden. Das würde den Hersteller nur acht Cent pro Hühnchen mehr kosten.[38] Doch nicht die acht Cent für den Hersteller sind das Problem, sondern der Einfluss von Lobbyarbeit auf unsere Ernährung. Immerhin hat der kritische Verbraucher es schon erreicht, dass bei Bio-Produkten eine Kennzeichnung vorgeschrieben ist, bei GV-Spuren ab 0,9%.[39]

Keiner weiß wirklich, wie sich langfristig genveränderte Nahrungsmittel auf die menschliche Gesundheit auswirken. Soja ist

---

37 Pini, 691

38 http://netzfrauen.org/2014/02/27/wiesenhof-fuettert-nur-noch-gensoja-und-monsanto-erhaelt-patent/, 28.05.2015

39 Pini, 264

insgesamt in ungefähr 30 000 Erzeugnisse eingearbeitet, so dass eine gesundheitliche Abschätzung mehr als schwierig ist.[40]

Ich bin mir aber sicher: Ich will lieber natürliche Nahrung essen als eine, an der herummanipuliert wurde. Der Natur traue ich, sie halte ich für intelligenter als den absichtsgesteuerten Menschen, denn sie erfindet Heilmittel, ohne etwas dafür zu fordern. Deshalb liegt es am Menschen, sie im Gleichgewicht zu halten. Genveränderung hingegen kann natürliches Gleichgewicht zerstören, darauf weist schon der Name hin, zumal der Genetiker auf gut Glück im Genpool rührt. Was dabei wirklich an Folgen herauskommt, kann kein Mensch abschätzen.

Ich bin noch aus einem weiteren Grund für Unabhängigkeit: Ich will lieber nichts essen, das, als Patent angemeldet, zu Abhängigkeiten der Bauern führt. Die Bauern können – einmal im Vertrag mit dem Patentinhaber (der meistens Monsanto ist) – kein eigenes Saatgut mehr säen und haben keine Ahnung, nach welcher Formel der Patentinhaber die Pflanze herstellt. Die Bauern können so nicht mehr auf natürliche Weise ihr Saatgut verbessern, sondern müssen nehmen, was Monsanto ihnen gibt. Das ist, ganz finanzorientiert, immer mit dem Zukauf von Pestiziden und künstlichen Düngemitteln verbunden, die *praktischerweise* derselbe Konzern im Sortiment hat.

Je mehr im Genpool gerührt wird, desto mehr wird das natürliche Genmaterial zerstört. Es handelt sich dabei nicht um eine Optimierung, sondern um eine Deformation. Die natürliche Fruchtbarkeit von Pflanzen und Böden nimmt dadurch ab, wie der Autor Udo Pini in seinem *Bio-Food-Handbuch* schreibt:

„Kritiker fordern seit langem eine „Positiv-Kennzeichnungs-

40 Ders.

pflicht" für diese Produkte. Denn auch wenn die direkte schädliche Wirkung auf den menschlichen Organismus bislang nicht bewiesen ist, müssen Verbraucher doch die Möglichkeit haben, bewusst darauf zu verzichten. Gen-Sojas Folgen für die Natur (und abhängige Bauern) sind dafür umso deutlicher: Mikroorganismen und Kleinlebewesen im Boden sterben, die Resistenzbildung von Unkraut nimmt zu, was wiederum den Einsatz von Pestiziden erhöht.'[41]

Genveränderte Pflanzen sind immer Sache der Politik. Wo diese sich durchsetzen, ist die Politik schwach. Wir sind das Experiment und müssen uns wehren, indem wir unsere Kaufkraft in eine nachhaltigere und lebendigere Richtung lenken. Denn eines ist klar: Wo der Mensch massenhaft Bienen in Pestizidwolken tötet, um überhaupt eine Hybridpflanze hochzukriegen, da zeugt diese Maschinerie von einem schwachen Geist. Wo die Früchte von dieser Arbeit täglich und über lange Zeit hinweg gegessen werden, da wird das sicherlich auch negative Auswirkungen auf die menschlichen Gene haben. Wo massenhaft Sojabohnen Teil des Lebensmittelkreislaufs sind, da entstehen auch Krankheiten. Erstens über den hormonellen Einfluss und zweitens über die Veränderung des Proteincocktails. Hier greift wiederum die Evolution ein und kickt dasjenige Genmaterial des Menschen aus dem Kreislauf, der das veränderte Tofu-Würstchen nicht verträgt. Doch so weit wird es vielleicht gar nicht kommen, weil die GV-Agrarkultur am meisten Ressourcen verbraucht und uns vielleicht vernichtet, bevor das Tofu-Würstchen, auf welche Weise auch immer, überhaupt Einfluss auf unsere Gene nehmen konnte.

41 Ders., 264f.

Umami

Dass Soja, global gesehen, in der Zukunft kein nachhaltiger Ersatz für Fleisch sein kann, ist klar. Doch im Kleinen ist das Tofu-Würstchen durchaus eine Möglichkeit für jemanden, der aus eigenem Antrieb vom Fleischessen wegkommen will; denn der Wechsel sollte langsam vonstatten gehen, nicht durch einen Schock. Einfach damit sich der Körper langsam auf pflanzliche Proteine umstellen kann und man sich nicht so hin und her gerissen fühlt. Dafür ist es sinnvoll, Nahrungsmittel zu wählen, die geschmacklich dem Fleisch in gewisser Weise ähnlich sind. Diese Ähnlichkeit ist durch die Glutaminsäure gegeben, die natürlicherweise in allen eiweißreichen Nahrungsmitteln vorkommt. Sie macht keinen Unterschied zwischen Tier- und Pflanzenwelt. Sie regt unsere Geschmacksknospen beim Fleischessen an und auch beim Essen eines Tofu-Würstchens – in Soja ist die Glutaminsäure ebenso enthalten wie in reifen Tomaten, im Parmesan oder in Pilzen. Die höchste Konzentration von dieser Säure wurde übrigens in der Muttermilch gefunden!

Tomaten, Parmesan und Pilze wurden schon immer als besonders wohlschmeckend empfunden. In Japan gibt es für diese Geschmacksrichtung sogar einen Namen: *umami*. Das ist die fünfte Geschmacksrichtung neben salzig, süß, sauer und bitter. Irgendwie ist *umami* ein besonders abgerundeter Geschmack. Es ist etwas Fleischiges und Deftiges, das besonders in Shiitake-Pilzen schmeckt, in der Pfanne gebraten mit ein wenig Meersalz, Quendel und Rosmarin. So können Shiitake-Pilze durchaus Fleischersatz sein. Durch die Glutaminsäure hat man nie das Gefühl, dass in einer vorwiegend pflanzlichen Ernährung etwas fehlt; denn sie fördert ein vollmundiges Aroma. Kein Wunder, dass daraus auch industrieller Geschmacksverstärker hergestellt wird, das allseits bekannte Glutamat, das uns so unschön täuschen kann.

Ich fühle mich immer besonders wohl, wenn ich etwas Deftiges essen kann. Das hängt nicht nur mit meinem guten Gewissen zusammen, wenn ich fleischlos esse, sondern eben auch mit der Glutaminsäure. Dieser Stoff, der das Eiweiß bindet, ist so ein willkommener Faktor beim Umstieg vom Allesessen auf vegane Ernährung. Der Vegetarier fühlt das *umami*-Glück auch durch Käse, der dem Veganer jedoch komplett wegfällt, wenn er konsequent ist. Deshalb ist Glutaminsäure so etwas Feines für den Pflanzenesser. Damit steht die vegane Ernährung geschmacklich gar nicht so isoliert dar und bietet neben der ethischen Seite auch noch einen Wohlfühlfaktor.

Schokolade

Auch wenn es ganz wichtig ist, dass wir uns beim Essen wohlfühlen, ist es gut, wenn wir ein wenig über Nährstoffe wissen. Das ist notwendig, damit wir uns nicht vom Falschen ernähren. Die industrielle Herstellung ist komplex: Die Rezepte der Natur werden im Labor verändert, es wird natürliche Komplexität aufgespalten, analysiert und klassifiziert. Angesichts der Komplexität der Natur mag es trivial erscheinen, die Nahrungsbestandteile im Labor wissenschaftlich in Sparten zu teilen. Doch zeigt gerade diese Klassifikation sehr deutlich, was wir uns heute (nicht) einverleiben.

Kakao trägt den botanischen Namen *Theobroma cacao*: Die Nahrung der Götter. Das ist bei uns eine viel verspeiste Pflanze, die mehr Nährstoffe in sich trägt als viele unserer anderen Nahrungsmittel – der Name kommt also nicht von ungefähr. Genau genommen sind es 1200 Stoffe – ein paar davon sind die folgenden: Der sanfte Wachmacher, Stimmungsaufheller und Aphrodisierer Theobromin, der Beruhiger und Herzöffner L-Tryptophan und der Entspanner Amandamid verbessern das Gemüt. Die Zellstressminderer namens Antioxidantien nehmen 10 % der Gesamtbestandteile der Kakaobohne ein, das ist laut Ruediger Dahlke im Vergleich mit anderen Lebensmitteln unerreicht. Alle essenziellen Aminosäuren sind ebenso Regenerationsförderer und Zellschützer. Organisch verfügbares Magnesium und Eisen sind in Massen im Kakao enthalten. Das macht das denkerische Gehirn aktiv, klar und fokussiert. Kupfer, Zink, Chrom, Mangan sowie viel Vitamin C, B-Vitamine und Vitamin E sind auch noch drin.[42]

Doch davon kommt kaum etwas in unserem Körper in aktiver Form an, wenn wir Kakao schlürfen oder Schokolade naschen. Das liegt daran, weil zu rohem Kakao weniger gegriffen wird als zu einer ganz süßen Tafel. Meistens ist darin viel Zucker und Milch enthalten – und das ist nicht gut. Beides dämpft die Heilwirkungen des Kakaos oder kehrt sie ins Gegenteil um.[43]

Schon vor 3000 Jahren wurde dieser göttliche Baum von den Mayas und später auch von den Azteken angebaut. Sie brauten sich aus der Kakaobohne einen Trunk namens Xocoatl. Dafür wurden die Bohnen zerstoßen, mit Wasser verquirlt und mit Chili und Vanille verfeinert. Dieses Getränk stärkte für einen ganzen Tag (dasselbe sagt man auch den Chiasamen nach, deren effektive Wirkung ebenso von den Mayas genutzt wurde). Vermutlich ist es die bittere Note, die die Gesundheit brachte, fügt man dem

42 Dahlke, Das Geheimnis der Lebensenergie in unserer Nahrung, 32
43 Ebd..

ganzen Zucker hinzu, ist die Wirkung hinüber, wie es die Spanier nach der Zerschlagung des Aztekenreiches taten.[44]

Diese ungesunde Mischung haben wir auch heute noch in unserer Trinkschokolade und in den Tafeln. Zucker sowieso und oftmals auch Milch – so wird der Kakao zur weithin bekannten Vollmilchschokolade. Deshalb kann eher bittere Schokolade mit hohem Kakaoanteil wohlig nähren und wirklich glücklich machen, während die Sorten mit viel Zucker und Milch süchtig machen und einen herunterziehen, statt zu beschwingen.

Aufgrund meiner Probleme mit Histamin dachte ich lange, ich würde deshalb Schokolade nicht vertragen. Doch vielleicht liegt der Grund ja in der industriellen Verarbeitung, in dem Hinzufügen von Milch und Zucker. So probiere ich nach und nach, wie mir die rohe Kakaobohne ohne alle Zusätze bekommt: Die Kakaobohne im Mörser zerkleinert und eine Prise davon in den Frühstücksbrei untergemischt. So fange ich klein an und mache den Körper auf positive Weise süchtig, nämlich nach Heilung. Vielleicht komme ich dadurch ja bald dahin, auch ein Stück meiner vor Schokolade strotzenden veganen Heidelbeerschokotorte zu vertragen, die ich so gerne für meine Liebsten backe.

Ein Löffelchen Licht

„Ich habe zwanzig Kilogramm abgenommen, weil ich nur noch Pflanzen esse. Wenn Du Dich vegan ernährst, musste Du keine Kalorien mehr zählen!" – Das wäre ein billiger Manipulationstrick, der absolut nicht der Wahrheit entsprechen würde. Es ist

44 Ders., 327.

zwar so, dass ich meinen Körper nur noch ganz selten mit tierischem Protein füttere, weshalb er jetzt anders aussieht, aber es muss nicht bei jedem Menschen so sein, dass er an Körperfett abnimmt, wenn er hauptsächlich pflanzlich isst. Vielleicht, wenn man viel Sport dazu macht. Wenn man Attila Hildmanns Versprechen glaubt, funktioniert diese Kombination sehr effektiv. Aber ich möchte mich nicht in dessen Werbefotos von Leuten einreihen, die dem beipflichten, weil ich davon überzeugt bin, dass jeder Körper anders funktioniert, weil jeder Mensch anders denkt und deshalb eine andere Haltung hat.

Dass sich grundlegend etwas ändert, hängt erst einmal vom eigenen Willen und dann von der individuell richtigen Ernährung ab. Mode-Diäten sind Vorgaben von außen, die zwar positive Seiten haben können, und der Veganismus hat viele davon, aber das muss nicht immer zum gewünschten Effekt führen, wenn es ums Abnehmen geht. Oft schränkt man sein Bewusstsein durch Mode-Diäten sogar ein. Beim Veganismus eher weniger, oder vielleicht erst dann, wenn man fanatisch wird. Bei den meisten anderen Diäten gilt sehr einschränkend: Bloß nicht zu viel Fett, bloß keine Fertiggerichte, bloß keinen Zucker. So oberflächlich sind Mode-Diäten: Sie kommen von außen und führen zu nichts. Lange Zeit war ich auch in diesen Rastern gefangen.

Erst durch hartnäckige Symptome, die keiner diagnostizieren konnte, weil es sich nicht um eine schulmedizinisch definierte Krankheit handelte, änderte ich meinen Blick. Ich schaute auf mich und griff nach und nach zu anderen Lebensmitteln. Selbstverantwortlich – ohne Einfluss von Diät-Regeln. Aber bis man das kapiert, kann viel Zeit vergehen.

Wenn die Symptome überhand nehmen, schiebt man die Schuld gerne aufs Essen. Irgendetwas muss ja schuld sein, Hauptsache nicht man selbst. Doch irgendwann hatte ich das Gefühl, gar nichts mehr essen zu können, aber immer mehr „Angebote" in den Fokus zu bekommen: LowCarb, Paleo, Rebooter-Smoothies wie im Film *Fat, Sick & Nearly Dead* gezeigt – oder gar Lichtnahrung, wie im Film *Am Anfang war das Licht*.

Es soll tatsächlich Menschen geben, die gar nichts essen und trinken, sich stattdessen von Licht ernähren. Da kommt man auf allerhand Widersinniges, aber auch wenn es stimmt, leben wir doch in einer dichteren Alltagswelt, oft mit viel Stress verbunden, da bedarf es meistens mehr als eines Löffelchens Licht.

Die einen sagen: Bloß kein Fleisch; die anderen: Bloß nicht zu viel Zellulose, die könne man ohnehin nicht verdauen. Was tun? Da kam ich auf das Fasten, weil ich die Nase voll hatte von Ratschlägen und Angeboten.

Ruediger Dahlke lässt seine Patienten gerne fasten. Es klang in unserem Interview fast wie ein Allheilmittel. Nichts zu essen, soll mich wirklich heilen können, obwohl Hippokrates sagte, man solle die Nahrung zu seiner Medizin machen? Aber es gibt ja unterschiedliche Formen des Fastens. Fasten heißt nicht, gar nichts zu essen, sogar die Sonnenanbeter essen ja zumindest Licht. Fasten heißt, dem Körper die Zeit zu geben, sich zu regenerieren. Da geht es vor allem darum, dass der Darm wieder heil wird. Der hat, laut Ruediger Dahlke, viel mit unserer Mischnahrung zu tun. Da ist es gut, wenn Magen und Darm wieder Zeit für einen Hausputz haben, wie es Giulia Enders so schön ausdrückt.[45] Oft reicht es auch schon, wenn man abends nichts mehr isst und am nächsten Morgen nur einen Tee trinkt, damit der Fasteneffekt eintreten kann. Aber Fasten kann man auch unter Aufsicht – das ist

---

45 Enders, 97

wohl beim reinen Wasserfasten das Sinnvollste. Es kommt auch darauf an, welche Symptome man hat.

Vor allem bei Nahrungsmittelintoleranzen empfiehlt Ruediger Dahlke eine Fastenkur: „Meine Erfahrung mit diesen ganzen Unverträglichkeiten ist, dass beim Fasten der Darm regeneriert und die Darmschleimhaut wieder resistenter wird, das heißt sieben bis vierzehn Tage Fasten und danach komplett einfach essen, vegan und einfach. Also ruhig einmal ein paar Tage das Gleiche. Wenn der Wirsing reif ist, dann gibt's halt Wirsing, wie früher." Man muss dann halt schauen, was man verträgt. Also zuerst fasten und dann die Nahrung zur Medizin machen.

Es ist natürlich eine Herausforderung für einen Pflanzenesser, wie Ruediger Dahlke sagt, mit Unverträglichkeiten klarzukommen: Wir haben hierzulande zwar immer prall gefüllte Obst- und Gemüsetheken, „doch bei einer Fruktose-Unverträglichkeit fallen einem ja alle Früchte weg. Doch auch da funktioniert es aus meiner Sicht noch relativ gut. Nach vierzehn Tagen Fasten – je nach Figur zehn Tage oder auch drei Wochen, ist der Körper und vor allem der Darm in einem ungleich besseren Zustand. Dann wird ganz einfach gegessen, nicht gleich Obstsalat, den man natürlich noch nicht verträgt! Aber wenn man einmal drei bis vier Wochen *clean* gegessen hat, mit einfachstem Gemüse, dann kann man ruhig eine Birne essen, und dann wird meist auch der Fruktose-Unverträgliche die Birne vertragen, zu seinem Erstaunen. Am Nachmittag kann er sogar nochmals eine Birne essen, aber sicher keinen Apfel oder gar einen Fruchtsalat – immer schön piano, piano… . Und nicht so ein dauernder Mischmasch, das vertragen viele nicht mehr."

Das Fasten war sozusagen mein Löffelchen Licht. Ich habe es ausprobiert und gesehen: Ich bin von Nahrungsmittelrastern unabhängiger als gedacht. Nach ein paar Tagen Fasten stand ich wieder vor der Obst- und Gemüsetheke im Bio-Supermarkt. Plötzlich hatte ich einen ganz anderen Blick auf die Früchte der Erde. Es war eine Üppigkeit da wie nie zuvor. Vielleicht auch, weil ich nicht mehr so viel zu essen brauchte, denn ich wusste, ich kann auch ein paar Tage ohne oder mit ganz wenig Nahrung auskommen. Da lösen sich alle Diätraster sozusagen in Luft auf.

Seither esse ich hauptsächlich ökologisch angebautes Obst und Gemüse – da muss ich auch keine Zutatenlisten lesen. Zudem habe ich es mir angewöhnt, meinen Magen auch manchmal ein wenig knurren zu lassen, weil ich weiß, das heilt. Danach schmeckt das Essen umso besser.

Das Fasten hat neben dem körperlichen Effekt auch noch einen psychischen. Es ist sozusagen ein Löffelchen Licht für das Bewusstsein. Ich bin ein sehr nervöser Mensch und habe gemerkt, dass ich durch das Fasten und durch den Ratschlag von Hippokrates gelassener wurde. In dieser Hinsicht ist es vor allem für Menschen mit schwachen Nerven wichtig, auf ihre Ernährung zu achten. Ruediger Dahlke sprach davon, dass er Menschen mit nervösen Problemen, also auch schwer psychisch Kranke, schon immer fasten ließ, wie es heute sogar die russische Wissenschaft bestätigt.[46]

Vielleicht ist das gesunde Fasten so auch eine Möglichkeit, mit der Außenwelt umzugehen, was ja irgendwie auch mit einer „Unverträglichkeit" zusammenhängt. Wo eine Unverträglichkeit ist, stimmt ja meist etwas zwischen Seele und Außenwelt nicht.

Die krankhafte Form von schwachen Nerven sind Essstö-

---

46 In Ruediger Dahlkes Buch *Das Geheimnis der Lebensenergie in unserer Nahrung* gibt es ausführliche Kapitel zum Fasten. Ein ganzes Buch dazu lautet *Bewusst Fasten.*

rungen, worüber der amerikanische Journalist Michael Pollan in seinem Buch *Das Omnivoren-Dilemma* schreibt. Doch sind auch diese, genauso wie Intoleranzen, eine Möglichkeit zu sehen, was man sich nicht einverleiben möchte. Die Gründe dafür sind vielfältig und reichen auch in neurologische Störungen oder pathologische Verhaltensmuster hinein. Aber im Grunde rühren sie von einer Wahrnehmung her, dass etwas zwischen innen und außen nicht passt. Wer denkt, die Außenwelt sei krankhaft, der läuft Gefahr, noch weiter in die Pathologie hineinzurutschen und kapselt sich womöglich von der Umgebung ab, was Abneigungen oder womöglich Ekelgefühle potenziert. Dabei geht es bei einem gesunden Leben ja um ein gesundes Netzwerk.

Man muss hier einfach aufpassen, sich oder die Außenwelt nicht krankhaft selbst kontrollieren zu wollen, sondern einen Weg zu finden, um sich sein eigenes gesundes Netzwerk zu gestalten. Ein Löffelchen Licht also für einen selbst und für die Umgebung. Doch dazu müssen alle Bestandteile der Nahrung stimmen, so ist auch die Fettsäure zentral für gesunde Nerven, und die brauchen wir nun einmal für ein gutes Zusammenleben.

Die Fettsäure

Die Fettsäure nehme ich nur noch selten in tierischer Form zu mir. Ich bin keine Veganerin bis in die kleinste Zelle, ab und an gibt es auch mal ein Löffelchen Quark oder ein kleines Stückchen Käse. Das ist für mich (eigentlich) eine ursprüngliche Art der Ernährung, die das würdigt, was das Tier einem schenkt – wobei das eben heute das Problem ist. Konventioneller Quark und Käse sind sicherlich kein Geschenk mehr, sie werden längst nicht mehr aus dem gewonnen, was das Kälbchen übrig lässt. Deshalb empfehlen sich heute allenfalls Fettsäuren von Demeter-Kühen, weil diese Haltungsform das Kalb näher bei der Mutterkuh lässt, als es in konventionellen Haltungsformen gehandhabt wird. (Wobei auch die Fettsäuren aus Demeter-Tieren viel mit Kompromissen zu tun haben.)

Die Fettsäure kommt nie allein daher. Sie ist Baustein aller Fette und natürlicher Bestandteil der Nahrung, doch viele Diät-Wahnsinnige mögen das nicht. Wer Fettsäuren grundsätzlich meiden mag, zählt gerne Kalorien, betreibt einen großen diätetischen Aufwand und greift mit Vorliebe zu *Light*-Produkten. Dabei ist die Fettsäure grundsätzlich gar nichts Falsches, obwohl sie manchmal richtigerweise in der Masse ausgeschlossen wird.

Doch wie ist das beim Veganer, der ja von den Fettsäuren aus tierischen Produkten nichts zu sich nimmt? Ist der auch einem diätetischen Aufwand unterworfen, und welche Fettsäure tut ihm gut? Auch der kann unter Umständen versteckte tierische Fette zu sich nehmen, aufgrund der Industrie-Mischungen. Wohl die meisten Käufer achten deshalb sehr auf das vegane Label. Doch wer *clean* isst, also frisches Gemüse selber verarbeitet, der ist von diesem Label unabhängig und kann selbsttätig die richtigen Fettsäuren zugeben.

Veganer bekommen oft zu hören: „Ja, dann isst Du nur noch Beilagen, und woher bekommst Du Dein Fett auf die Rippen?" Es gibt natürlich nicht nur die tierischen Fettsäuren. Vor allem Früchte und Samen enthalten die richtigen Fettsäuren, wie etwa die Walnuss. Sogar in der Aprikose ist noch eine geringe Menge einer einfach ungesättigten Fettsäure enthalten, in der Avocado um ein Vielfaches mehr. Keine tierischen Fettsäuren zu essen, bedeutet nicht, kein Fett abzukriegen.[47]

---

47 Dahlke, Richtig essen, 86-88

Fettsäuren aus Fleisch meide ich mittlerweile auch deshalb, weil ich irgendwann erkannt habe, dass Fleischkonsum bei mir Kopfschmerzen auslöst. Das kommt vielleicht auch daher, dass mir der globale Fleischkonsum Kopfschmerzen bereitet, bestimmt aber auch von einer Fettsäure namens Arachidonsäure im Fleisch, die entzündungsfördernd wirkt. Deshalb ist meine Ernährungsform in gewisser Weise Schonkost für meinen Kopf im doppelten positiven Sinne.

Die Arachidonsäure ist eine gesättigte Fettsäure, aber nicht immer falsch. Sie ist sogar lebensnotwendig, und daher ist es für manchen vielleicht gar nicht so verkehrt, wenn er ab und an einmal Käse des ortsansässigen Biobauernhofs oder dessen fettige Vorzugsmilch zu sich nimmt.

Solange die guten Fettsäuren überwiegen, wirkt die Nahrung ausgleichend. Vor allem um das Mittelmeer herum hat die entspannte Art, Baguette in Olivenöl zu dippen und ein bisschen Käse dazu zu essen, eine ausgleichende Ernährung hervorgebracht. Im Olivenöl ist eine sehr gute Fettsäure enthalten, sie heißt Oleocanthal und ist ein Entzündungshemmer. Wer also regelmäßig Olivenöl zu sich nimmt (abwechselnd mit anderen pflanzlichen Ölen) kann entzündliche Krankheiten, Kopf- oder Menstruationsbeschwerden lindern.[48] So kommen Käse und Olivenöl als ein gutes Paar daher.

Wer zu viel von den falschen Fettsäuren erwischt, dem machen sie sich recht schnell bemerkbar. Auch wer sich oft am *All you can eat*-Büffet satt isst, bekommt Probleme; oder ein gesundes Kind, das man verbotslos seinen Schoko- und Hamburger-Gelüsten überlässt – wird von den vielen Fettsäuren relativ schnell die

48 Enders, 61ff

Nachricht erhalten: Wir haben hier keinen Platz mehr und Dein Körper benötigt jetzt eine Pause davon.

Jeder macht also (vielleicht nicht jeden Tag) in gewisser Weise Diät, denn jeder schont seinen Körper bewusst oder unbewusst. Jeder ernährt sich in gewisser Weise (der eine mehr, der andere weniger) durch Schonkost, denn man kann nicht immer alles essen. Das Überangebot an Lebensmitteln suggeriert das nur.

In kargen Zeiten ist Fett ein Mittel zum Überleben, weil es Energie liefert und wärmende Körpermasse auf die Rippen bringt. Heute haben jedoch vor allem die *All you can eat*-Konsumenten zu viel Körpermasse. So sind Übergewichtige auf der richtigen Spur, wenn sie nicht mehr alles essen.

Eben weil man nicht immer alles essen kann, sollte oder will, kann der Begriff „Allesesser" ein irreführender sein. Weil er womöglich Mangel suggeriert, sobald man nicht „alles" isst. Das ist vielleicht in kargen Zeiten die richtige Strategie. In unseren westlichen Breitengraden mit vollbestückten Supermärkten und Restaurant-Ketten jedoch eher nicht. Vielmehr sollten wir schauen, welche Mischung wir uns einverleiben, und ein wenig aussortieren. Aber auch das in Maßen. Zu viel auszusortieren, führt in Richtung einer Mode-Diät. Dann sieht man womöglich in jedem Lebensmittel nur noch den Fettgehalt und verliert die Vollwertigkeit aus dem Blick, oder man verliert die Unterscheidung zwischen ungesättigten und gesättigten Fettsäuren. Jeder Körper funktioniert anders, und deshalb bekommt nicht jedem Menschen eine ausschließlich pflanzliche Kost. Doch zu viel gesättigte Fettsäuren aus tierischen Produkten können im Übermaß womöglich wirklich falsch sein. Übermaß und Maß, diese Waagschalen gilt es im Blick zu behalten; und das sieht bei jedem anders aus. Der eine braucht womöglich ein paar Messerspitzen Butter pro Woche, der andere eine ausgewogene Mischung pflanzlicher Öle und ab und an ein Stück Käse.

Vor allem beim Fleisch sollte Maß gehalten werden. Schweine im Übermaß sind schon in der Haltung ungesund (harmlos ausgedrückt). Die Hygiene kann von der Natur nicht mehr im Gleichgewicht gehalten werden, wenn so viele Schweine zusammengepfercht in ihren eigenen Fäkalien leben müssen und deshalb regelmäßig präventiv Antibiotika verabreicht bekommen. Unter dem Gesichtspunkt von natürlicher Haltung wäre ein selten aufgetischter Wildschweinbraten oder einer von vorwiegend draußen lebenden „Hausschweinen" von einem kleinen Bio-Bauernhof ein Festmahl, zu dem sich die ganze Familie trifft und über den noch tagelang geschwärmt wird. Allein in diesem Maße können gesättigte Fettsäuren meines Erachtens gesund sein.

Doch wer jeden Tag Fleisch, Wurst, Butter und Joghurt isst oder Milch trinkt, dessen Fettgehalt im Körper wird ein gesundes Maß schnell übersteigen. Dann ist der einseitige Wegweiser einer Modezeitschrift nicht ganz verkehrt, denn in diesem Falle ist die Ernährungsweise wirklich einfach zu fettig. Wo dann wiederum fleischlastige Diätprogramme, wie das des Choreografen Detlef D. Soost, gerade an der falschen Stelle ansetzen.

Doch nur den Fettanteil in den Lebensmitteln zu sehen und meiden zu wollen, ruft ein oberflächliches Konsumverhalten hervor. Entsprechend reagiert die Industrie darauf. Das geht so weit, dass Tiere mit besonders fettarmem Fleisch gezüchtet werden. Bei wirklichem Übergewicht ist es erst einmal ganz richtig, den Fettanteil in der Nahrung zu reduzieren; Fett fördert nicht nur Übergewicht, sondern auch Diabetes, Gefäßleiden, Bluthochdruck und andere Zivilisationskrankheiten. Daher kann durchaus von falschen Fettsäuren gesprochen werden.

Deshalb gilt immer: Mehr pflanzliche als tierische Fette! Zudem gibt es pflanzliche Fette, die anscheinend beim Abnehmen helfen können, wie das Olivenöl. „Es blockiert nämlich ein Enzym im Fettgewebe, die Fettsäuresynthase, die gerne aus überflüssigen Kohlenhydraten Fett herstellt." Gut eingesetzt, kann Olivenöl also sogar Speckröllchen abbauen.[49]

Auch das Kokosfett solle beim Abnehmen helfen. Ruediger Dahlke schreibt in seinem Buch *Das Geheimnis der Lebensenergie in unserer Nahrung:* „Kokosfett helfe nicht nur dabei überflüssige Pfunde loszuwerden, es stärke auch noch das Gehirn" – welch schöne Kombination, wenn es um das Rasterdenken über Mode-Diäten geht![50]

Welche Art von Fetten und welche Dichte der Fettsäuren macht also den Unterschied? Viel Fett ist etwas Bodenständiges, dementsprechend tief schlafe ich nach einem Stück Käse. Das ist die psychische Seite, doch die physische Seite kann ganz anders ins Gewicht schlagen, auch symptomatisch. Da muss man individuell abwägen, wann und wie viele Fettsäuren gut sind. Mode-Diäten helfen da nicht, allenfalls geht eine vegane Herausforderung wie die von Attila Hildmann, weil der Veganismus in Maßen auch das Denken fördert.

49 Auch vorheriges Zitat aus: Enders, 61
50 Dahlke, Das Geheimnis der Lebensenergie in unserer Nahrung, 320-323

Nüsse

Unser Gehirn besteht zu über 70 % aus Fett und ist so der Baustoff für die Ummantelung unserer Nerven.[51] Allein das fettträchtige Gehirn verbraucht 20 % unserer Energie.[52] Wo also gesagt wird, nach dem Essen wandere das Blut in den Verdauungstrakt, weshalb es völlig normal sei, dass das so müde mache, da läuft etwas falsch. Oder besser gesagt: Für kurze Zeit ist das vielleicht gut für eine entspannte Verdauung, aber mehrere Stunden Erschöpfung sind nicht mehr normal.[53] Müsste ich mit meiner Nahrung nicht erreichen, dass ich nach dem Essen recht schnell wieder hellwach und leistungsfähig bin, damit ich diejenige Energie herstellen kann, die ich während meiner geistigen Arbeit benötige?

Wo Essen den Körper erschöpft, verlangen viele Menschen danach noch einen Kaffee. Dazu am besten ein Leckerli mit viel Zucker und in den Kaffee oft sogar noch Kondensmilch. Mehr falsch geht fast nicht, denn so schwächen wir den Körper zuerst, um ihn dann mit Koffein künstlich zu pushen und ihn gleichzeitig mit Zucker und Milch abhängig zu machen (zudem ist Kondensmilch wohl eines der energieabträglichsten Gebräue durch das Haltbarmachen der pursten Lebensessenz). Richtig wäre stattdessen, dem Körper wirklich Energie zu geben, die die Gesundheit fördert. Das funktioniert durch die Zuführung der richtigen Fette. Wir müssen der Masse und Struktur des Gehirns das geben, was sie nährt, vor allem in hektischen und stressigen, kopflastigen Berufen.

Die falschen Fette setzen sich am Bauch fest und errichten Schwimmringe um die Hüfte. Die richtigen Fette hingegen näh-

51 Ebd., 209
52 Ebd., 211
53 Enders, 50

ren das Gehirn und die Nerven: Das ist zunächst einmal die Muttermilch! Die gibt es natürlich nur als Anschub in den ersten Monaten oder Jahren. Deshalb brauchen wir danach andere Quellen für das richtige Fett, und das kommt aus Lein- und Hanfsamen, aus der Avocado, aus den Oliven, der Kokosnuss und aus anderen Nüssen… Ich erinnere mich an die Empfehlung eines Heilpraktikers aus meiner Heimat, der zu mir als junger Schülerin schon gesagt hatte, das beste Mittel gegen Müdigkeit und Konzentrationsstörungen sei vor allem Walnuss, wie sie auch im sogenannten Studentenfutter enthalten ist! Versuche einmal die Schale einer Walnuss zu knacken, ohne die Frucht dabei zu zerdrücken: Sieht eine Walnuss dem Gehirn nicht sehr ähnlich? Natürlich musst Du auch für guten Schlaf mit möglichst wenigen elektrischen oder elektronischen Quellen in der Nähe sorgen.

Regelmäßig gutes Öl in Gestalt von Oliven-, Lein- und Walnussöl, schreibt Ruediger Dahlke in seinem Buch *Das Geheimnis der Lebensenergie in unserer Nahrung*, senke das Risiko, an Demenz zu erkranken. Wo also das Gehirn gutes Futter bekommt, wird die Energie in die richtige Richtung gelenkt. Gedächtnisprobleme schwinden mit den richtigen Fetten, ergab eine Studie von 2012. Dabei seien Omega-6-reiche Öle, wie Sonnenblumen-, Soja- und Maisöl, ohne Omega-3-Ausgleich ähnlich falsch wie die raffinierten Öle.[54]

Vor allem das Kokosfett ist dabei eines der besten Fette und kann vielseitig eingesetzt werden. Es ist wohl ein Supertreibstoff für das Gehirn und dient als Schutz der Nerven.[55] Interessanterweise scheint es den meisten auch besser zu schmecken als ein schwereres Fett. Kürzlich briet ich Hirsetaler für Seminarteilneh-

54 Dahlke, Das Geheimnis der Lebensenergie in unserer Nahrung, 213f.
55 Ebd., 322

mer eines Gesundheitszentrums. Die Hälfte der Taler in Distelöl, die andere Hälfte in Kokosfett. Die Teilnehmer wussten das nicht. Alle griffen vornehmlich in die Schüssel mit den Kokos-Hirseteilchen. Als wüsste der Körper instinktiv, was das Gehirn während eines Seminars unterstützen kann und was sich nicht auf den Hüften ansetzt, sondern leicht macht und erfrischt. Wichtig sind die Heilkräfte der richtigen Fette vor allem für schwere Gehirn-Erkrankungen, wie Parkinson.

Wo die tierischen Fette aus dieser ungesunden Quelle auf Industrienahrung verteilt werden, scheinen die jüngeren Generationen als Teil der veganen Welle, die immer stärker wird, diese abzulehnen. Das Bewusstsein wächst für die richtigen Fette, um starke Nerven und ein gesundes Gehirn auszubilden, und diese kommen natürlich nicht aus der Massentierhaltung, in der die Tiere unter ständigen Nervenaufreibungen leben, sondern aus pflanzlichen Quellen, vorwiegend aus Samen und Nüssen. Die Struktur der Walnuss möge uns stets daran erinnern, und vielleicht gilt ja in naher Zukunft das Schimpfwort „Du dumme Nuss!“ als absoluter Irrläufer.

Eine Dosis Licht

Es gibt Menschen, die sagen, nichts essen beruhige die Emotionen am besten, so wie es im Film *Am Anfang war das Licht* gezeigt wird. Dort ist die Rede von Lichtnahrung, einer mentalen Transformation der Sonnenenergie in die Zellen. Der „Alpenyogi“ Walter Rohrmoser nennt es eine „Verstoffwechselung von Licht“. Die beginnt im Bewusstsein und nimmt dann Einfluss auf den Körper. Dazu muss man sehr, wirklich sehr naturverbunden sein und praktisch die Fähigkeit haben, durch „Sonnengucken“ direkt aus der Sonne zu „trinken“ – und zwar ohne dass einem die Pflanzen dabei einen Schritt abnehmen würden. Zweifelsfrei schwer.

Es gibt aber einige Menschen, die auf diese Weise leben. Das faszinierendste Beispiel ist der Yogi Prahlad Jani. Als er sieben Jahre alt war, hatte er eine Erscheinung. Eine weibliche Gottheit legte ihm einen Finger auf die Lippen und sagte: „Du musst Dich ab jetzt nicht mehr um Nahrung kümmern!“ Von da an konnte er nichts mehr bei sich behalten und lebt nunmehr seit über siebzig Jahren ohne jegliche feste oder flüssige Nahrung. Er trinkt nicht einmal Wasser und scheidet deshalb keinen Stuhlgang und keinen Urin aus, das wurde in einer Klinik beobachtet und medizinisch überwacht, über zehn Tage hinweg. Die Schulmediziner, die ihn beobachteten, kamen zu dem Fazit: Er lügt nicht mit seiner Behauptung, nichts zu essen und zu trinken. Faszinierend!

Aber wie soll es emotional beruhigen, „Licht“ zu essen, wenn man doch weiß, man braucht materielle Kalorien, um sich zu ernähren? Obwohl, rein symbolisch gesehen, ist es gar nicht unlogisch, denn die Strahlen der Sonne stimmen ja auch fröhlich. Wenn man in Hektik ist, dann beruhigt allerdings auch ein Sonnenuntergang nicht, sondern allein die erledigte Arbeit.

Wenn wir feste Nahrung essen, um die Emotionen zu beruhigen, dann holen wir uns etwas von außen; man gleicht praktisch durch feste Nahrung etwas Nicht-Festes aus. Nichts Festes zu essen, bedeutet entweder Mangel oder Freiheit. Der Alpenyogi sagt im Film, er fühle sich frei durch diese Art der Ernährung. Diese Freiheit ist vielleicht auch mit Vertrauen verbunden und mit dem Wissen, dass genug feste Nahrung da ist, wenn man dann doch etwas benötigt. In diesem Wissen löst sich wohl das Gefühl des Mangels irgendwie auf – und vielleicht liegt darin die positive

Beruhigung der Emotionen. Peter Allmend schreibt in seinem Buch *Einfachheit*: „Je freier Du wirst, desto weniger wird das Ritual dir bedeuten."[56] Vielleicht ist an der „Dosis Licht" mehr dran, als man denkt.

Essen ist immer ein Ritual. Aber ist es immer lichtvoll? Diese Frage könnte vielleicht dabei helfen, die Emotionen auf ganz individuellem Weg zu beruhigen und einfach gelassener zu werden. Dass man gelassener wird, je mehr man erlebt hat, das erfährt man mit dem Erwachsenwerden. Wenn man dann noch gelernt hat, das zu lieben, was man erfährt, auch wenn es oft unschön erscheint und stressig ist, kommt man zu einer Liebe zum Leben, die annimmt, was ist, aber gleichzeitig auch das Positive daraus schöpft. Da fängt man an, das Leben selbst positiv zu unterstützen, anstatt im äußeren Mangel zu leben.

Das ist eine veränderte Schwingung. Darum geht es, wenn man Emotionen beruhigt oder sich positiv nährt. Man kann durch das, was man isst, depressiver werden oder eben „lichter". Vielleicht meint das auch die Heilpraktikerin Monika Helmke Hausen, wenn sie schreibt: „Naturnahrung und natürliches Leben will [...] nicht nur den Beigeschmack von »roher« Rustikalität erwecken, sondern durch die *alchymische* Wandlungskraft und durch heilende Magie zum höchsten geistschöpferischen Ausdruck Deines Menschseins beitragen."[57] So kann die Diätetik durchaus ein „heilungsunterstützendes Ernährungskonzept" sein.[58]

Eine Vorliebe für das Pflanzenessen, für Suppen und Soßen, Säf-

56 Allmend, 73
57 Hausen, 21
58 Ebd., 25

te und Wasser wäre im Grunde eine gute Basis für Lichtnahrung. Die nächste Stufe ist das Fasten; und dann kommt sozusagen das Licht – hoffentlich aber auf irdischer Ebene. Es sind ja auch schon Menschen gestorben, die einfach aufhörten zu essen und zu trinken und die Lichtnahrung anstrebten. Das zeigt: Es kommt doch auf den inneren Zustand an. Hat man immer viel Fleisch und Wurst schlechter Qualität gegessen, kann man nicht gleich anfangen, von heute auf morgen nur noch „lichtere" Nahrung zu sich zu nehmen. Das ist ein Prozess, und deshalb halte ich die von der Autorin Jasmuheen propagierte Lichtnahrung für relativ gefährlich – es ist eine abrupte Totalumstellung!

Erst der Zustand des *Bi Gu* ist eine Form, die es anscheinend erlaubt, sogar ohne Wasser auszukommen. Unvorstellbar. Das kommt laut der Kung Fu-Meister, die im Film diesen Zustand der Nahrungslosigkeit erklären, von innen. Das mache man nicht, um nichts mehr zu essen und zu trinken, es sei ein Prozess, den man aus anderen Gründen durchlaufe. Ein absoluter Zustand der Gelassenheit und fließender Energie, die viel Natur und frische Luft benötigt. Es ist so, als würden die „Lichtesser" mental die Aufgabe der Photosynthese übernehmen, die sonst die Pflanzen innehaben. Pflanzen ziehen „den größten Teil ihres Gewichtes aus der Luft", so wie der Mensch einen „guten Teil seines Körpergewichts" aus den eingeatmeten Atomen bezieht.[59] Bei dieser Aufnahme aus der Luft und der fließenden Energie scheint es fast so, als wären diese Menschen ständig von Sonnenlicht durchflutet – sozusagen der Heiligenschein am ganzen Körper.

Menschen, die sich von „Licht" ernähren, belasten praktisch ihren Körper nicht. So lässt es sich auch verstehen, dass dadurch

59 Enders, 49f.

Emotionen beruhigt werden. Vielleicht kann ich meine Emotionen jedoch auch durch die richtige materielle Nahrung von negativ in positiv umwandeln. Es ist doch schon ein großer Schritt, wenn ich meine Emotionen nicht mit zu dichter Nahrung verdränge.

Was auch immer für wen funktioniert, mir zeigen solche überaus interessanten Phänomene jedenfalls, dass alles möglich ist, und das hilft mir, aus meinen gewohnten Strukturen auszubrechen und ein Stück Richtung Heilung zu gehen, mich von meinen Symptomen zu befreien, indem ich immer mehr richtige Nahrungsmittel für mich finde und dabei gelassen werde.

Dabei spielt das „Licht" in mir natürlich eine große Rolle; denn ohne den Willen zur Heilung und ohne die Freude am Essen kann ich nicht gesund werden. So kann ich sehen, dass ich auch auf die materielle Ebene genussvoll einwirken kann, wobei ich mir nur das Gute einverleibe. Ich habe also durchaus Heilkräfte. Wie Peter Allmend in seinem Buch *Einfachheit* sagt: „Heilung ist ein geistiger, kein körperlicher Prozess!"[60]

So kann die materielle Nahrung Halt bieten und gelassen machen. Dabei spielt es natürlich eine Rolle, dem Nahrungsmittel ohne Angst ins Auge zu blicken. Nahrungsmittel zu vermeiden, birgt auch die Angst davor, wie die Wissenschaftsjournalistin Susanne Schäfer in ihrem Buch *Der Feind in meinem Topf schreibt.* Angst ist ja genau das, was Nahrung nicht fördern sollte.

Dabei ist das einzige „Nahrungsmittel", vor dem man wirklich Angst haben sollte, die von Jasmuheen propagierte 7-Tage-Diät ohne Wasser! Das ist geradezu lebensgefährlich, und niemand sollte dies anstreben.

---

60 Allmend, 54

Krabbelkäfer

Ich ekelte mich lange Zeit vor Insekten, womit ich nicht allein war. Quietsch! – Ein Krabbelkäfer, der sich mit den Widerhaken an seinen kleinen Beinchen so fest an meinem Finger festhalten kann, dass auch kräftiges Schütteln nichts hilft. Meistens fliegt er erst weg, wenn ich aufhöre zu schütteln – der wundervolle Eigensinn dieser Tierchen!

Trotz oder gerade aufgrund meines Ekels bin ich bei diesem Anblick nie auf die Idee gekommen, man könne ihn essen. Dabei gibt es Stimmen, die das Protein der Käfer als Weg der Zukunft sehen. Während es in einigen Regionen Tradition ist, Insekten zu essen, wäre es in der westlichen Welt problematisch, denn der hier allgemein verbreitete Ekel vor den Krabbeltieren müsste erst einmal überwunden werden. Westliche Gewohnheiten sind andere. Vielleicht auch, weil wir dicke weiße Maden eher mit verdorbenen Lebensmitteln in Zusammenhang bringen. Menschen, die einmal einen Camembert mit so einem lebendigem Fleischzusatz erwischten, aßen jahrelang keinen Camembert mehr. Doch wäre ein Umdenken möglich, das uns Maden nicht mehr als Ekelfaktor, sondern als gesundes Ersatzprotein für Schweine aus Massentierhaltung wahrnehmen ließe?

Der Anfang wäre, zu sehen, dass die Fäkalien von Insekten nicht ganz so große Gülleseen bilden würden. Zwar braucht die Erde Dung für die Felder, doch diese Mengen haben wir durch die Massentierhaltung längst überschritten.

Wäre da nicht eine Zucht von Insekten nachhaltiger? Diese Frage taucht immer häufiger in den Medien auf. Insektenzucht würde zwar weniger Mist produzieren, aber nur auf physischer Ebene. Ethisch gesehen, würde dabei definitiv auch zu viel Mist anfallen. Schnecken werden ja auch in Massen gezüchtet, ohne die Frage nach artgerechter Tierhaltung definiert zu haben, ähnlich wie bei Schweinen. Im *Bio-Food Handbuch* schreibt Udo Pini: „Die [Schnecken] werden zu Millionen in riesigen Hallen gemästet; meist wenig artgerecht nur mit mehligem Trockenfutter, dazu auf engstem Raum. Dabei halten Kenner schon zwanzig Kriecher pro m² für engst besetzt, weil Schnecken ungern fremde Schleimspuren kreuzen – denn die enthalten einen Vermehrungshemmstoff."[61]

Obwohl es um das Füttern von massenhaft Menschen geht, ist wohl die Massenzucht von Tieren – welcher Art auch immer – niemals artgerecht. Da müssen wir gar nicht erst umdenken und uns an andere tierische Proteine gewöhnen, wenn wir doch reichlich pflanzliche Proteine haben, an die wir zum einen schon mehr gewöhnt sind als an Insekten und vor denen wir uns zum anderen nicht ekeln. Zumal in Zeiten hohen Glutenkonsums eine Umprogrammierung auf das Protein von Insekten fatal sein könnte; denn „in Insekten hemmt Gluten ein wichtiges Verdauungsenzym".[62] Welchen Cocktail ergäbe bei uns dann viel Brot im Darm zusammen mit Insekten, die von zu viel Gluten Bauchschmerzen bekommen?

Zudem wäre es ein Lichtblick, wenn wir uns durch vorwiegend pflanzliche Ernährung wieder von jeglichen Ekelgefühlen vor Krabbelkäfern befreien könnten. Nicht um sie dann zu verspeisen, sondern um uns zur Natur hinbewegen zu können. Dann kann man erkennen, dass die Natur nur dann gesund ist, wenn auch der Krabbelkäfer sich seinen Eigensinn bewahren kann. Wir sollten ihm den nicht nehmen, wie wir es bei den Schweinen ge-

---

61 Pini, 659

62 Enders, 67

macht haben. Biodiversität gehört in die Natur. Mit minigroßen Massentierhaltungen für Käfer und andere Insekten würden wir ja den gleichen Fehler in klein begehen, wie wir ihn mit der Massentierhaltung für Schweine, Geflügel, Rinder, Hasen, Frösche und Schnecken begangen haben. Egal um welche Tierart es sich handelt, ob Schwein, Käfer oder Maden, ihr Kot gehört als Dung auf Feld und Wiese, und wir müssen dafür sorgen, dass wieder ein Gleichgewicht entsteht, indem wir weniger Fleisch essen.

Dazu sei gesagt, dass jegliche Tiere in Massentierhaltungen kränker sind als in der Natur, vor allem durch Parasiten. Dazu wird die chemische Keule als Gegenschlag eingesetzt. Das Ergebnis ist im Grund doppelt krank – nur das sollte wirklichen Ekel hervorrufen. Doch wo immer es heißt, man solle sich lieber etwas Natürliches zuführen, wie Wildkräuter, da kommt stets die Angst vor Parasiten auf. Beispielhaft wird immer der Fuchsbandwurm genannt.

Sammelte meine Großmutter als Kind mit ihrem Bruder noch die Kamillenblüten am Bachlauf und die Wilderdbeeren im Wald, so durfte ich schon nichts mehr aus der freien Natur pflücken, und zwar immer mit der Begründung: Da könnte der Fuchs gewesen sein. Obwohl meine Großmutter als Kind vieles aus der Natur genascht hat und oft auch ungewaschen, hatte sie trotzdem nie einen Fuchsbandwurm.

Die Angst vor Parasiten sollte angesichts der Massentierhaltung neu überdacht werden. Die chemische Keule ist hier keine Lösung, weil die Reste dieser Medikamente unsere Körper vergiften sowie unsere Gewässer. Die einzige Lösung ist ein Umdenken hin zu mehr Natürlichkeit.

Parasiten kommen vor und können natürlich auch gefährlich sein. Doch wer seine Wildkräuter und Wilderdbeeren gut wäscht und über ein gesundes Immunsystem verfügt, der hat nichts zu befürchten. Wer essbare Früchte und Pflanzen erkennen kann, sollte Wilderdbeeren und Wildkräuter selbstverständlich nicht gerade in gefährdeten Bereichen des Fuchsbandwurms pflücken. Das Sammelgut sollte man zudem ordentlich unter fließendem Wasser waschen.[63]

Eine Massentierhaltung von Insekten würde den Teufelskreis nicht wirklich in die richtige Bahn lenken. Künstlich und chemisch veränderte tierische Proteine verursachen Allergien und einen Proteincocktail in den menschlichen Zellen, der uns weder physisch noch psychisch in der Natur leben lässt. Allenfalls ein verstecktes und verspeistes Würmchen in der Walderdbeere würde in dieser Proteinspirale für die menschliche Gesundheit nicht kontraproduktiv sein.

Butterbrot mit Apfel

Abends einfach nur ein Butterbrot mit Apfelschnitzen – das genügt vielen nicht mehr. Auch das offenbart das Problem unserer Kultur und unserer Ansprüche. Nicht nur, dass sowohl das Getreide als auch die Butter und der Apfel nicht mehr diese reinen Produkte sind, als die wir sie vielleicht noch sehen. Oft genügt uns eine einfache Mahlzeit wie diese gar nicht mehr, weil unsere Geschmacksknospen und Zellen an eine ganz andere Mischkultur gewöhnt sind.

Ruediger Dahlke sprach im Interview eine grundlegende Problematik an: „Die heutige Küche besteht halt einfach aus diesem

63 Eine gute Lektüre hierzu ist Meret Bisseggers Buch *Meine wilde Pflanzenküche.*

großen Mischmasch, und die Leute sind alle auch noch ganz stolz darauf. Das macht natürlich auch die erlesene Küche aus. Die Faszination sollte jedoch wieder vielmehr den einfacheren Gerichten gelten, wie der alten traditionellen Küche, die braucht gar nicht diesen ganzen Schnickschnack."

Wenn wir das sehen, wird uns eine wichtige Unterscheidung klar. Nämlich die Unterscheidung zwischen qualitativ hochwertigen Kulturprodukten und künstlerischer Kultur. Das erste meint nachhaltige Kultivierung, die den besten Geschmack aus der Erde holt und ihr gleichzeitig dafür etwas gibt, und das zweite meint eine komplizierte und oft luxuriöse Zubereitungsart. Dabei wäre es so einfach: Wo hochwertige Produkte sind, muss das Gericht gar nicht kompliziert zubereitet oder irgendwie veredelt sein, da schmeckt auch ein einfaches Butterbrot mit Apfel.

Zu der achtsamen Kultivierung zählt eine sorgfältig hergestellte Butter. Da ist es ganz gleich, in welch luxuriösem Butterdöschen die Butter serviert oder aufbewahrt wird, Hauptsache sie schmeckt so, wie ein gesundes Produkt eines gesunden Tieres schmecken kann. Doch das ist aus der Massentierhaltung nicht mehr der Fall, da riecht und schmeckt sie schon ranzig noch lange bevor das Verfallsdatum abgelaufen ist. Den kulturellen Genuss kann eine von Hand verzierte Porzellandose vielleicht verstärken, aber macht das ein darin enthaltenes schlechtes Produkt wirklich gut und gesund? Wir können viel eigene Gesundheit durch Genuss erreichen, aber Eiter- und Antibiotika-Reste können wir mit einer Porzellandose nicht wieder wettmachen. Das ist ein großes Problem unserer Esskultur, das vielen Menschen Unbehagen bereitet.

Die neue Kultur sollte bei der Tradition beginnen. Wo traditionell die Butter als Luxus-Produkt galt, sollte sie auch heute nur dann wirklich in teure Gefäße kommen. Da verbindet sich Luxus dann erst wieder mit positiven Attributen wie Achtsamkeit, Nachhaltigkeit und Ökologie.

Eine veränderte Definition der Begriffe Ökologie und Biologie hat unsere Kultur zu den künstlich hergestellten Produkten geführt. Produkte, die auch dann künstlich sind, wenn sie auf einem Baum oder an Ähren wachsen. Der erste Apfel (*malus sieversii*) aus den Bergen Kasachstans war einst nicht wirklich schmackhaft, sondern sehr bitter, und die Weizenkörner sind früher nach Fruchtreife von der Ähre auf den Boden gefallen, um dann wieder eine neue Pflanze hervorzubringen.[64] Der kulturell geprägte Mensch hat Apfel und Weizen so lange umprogrammiert, bis der Apfel süß war und die Weizenkörner an den Ähren blieben, damit er auf angenehme Art den Apfel essen und den Weizen ernten konnte.

Das ist Teil unserer Kultur, Teil der Umformung dessen, was die Natur hat, in etwas Genießbares. Das ist sinnvoll und gesund. Zuerst machen wir den Apfel süß, pfropfen Obstbäume, schauen, dass wir Getreide ernten können, und dann bereiten wir das Ganze schmackhaft zu. Getreide ist roh ungenießbar, deshalb mahlen wir das Getreide und backen es. Das lässt uns nicht nur überleben, sondern kann uns auch Gesundheit schenken. Wir optimieren gerne, was die Natur uns gibt, das macht die Kultur des Essens aus. Der Genuss kommt mit kernigem, mit Kräutern gewürztem Brot ganz natürlich.

Doch Genuss ist nicht unendlich, er kehrt sich irgendwann in sein Gegenteil um. Wenn wir immer mehr aus der Erde holen wollen, sie also ausbeuten, dann sind künstliche Mittel notwen-

---

64 Über den Apfel: Michael Pollan, The Botany of Desire, New York 2011, 55, zitiert aus: Keith, 21f.; Über den Weizen: Dahlke, Das Geheimnis der Lebensenergie in unserer Nahrung, 200f.

dig, welche die Erde aber aus dem Gleichgewicht bringen. Da schmeckt das Getreide dann nicht mehr wirklich kernig und nussig, es hat keinen Eigengeschmack mehr.

Die Konsequenzen müssen wir und unsere Kinder tragen. Je mehr am Korn manipuliert wird, desto unnatürlicher und künstlicher wird es. Wo ein Wildkraut noch eine bestimmte Heilwirkung besitzt, hat ein Hybrid-Kraut eine nicht abschätzbare Wirkung. Ansatzweise bekommen wir die Rechnung mit vielen Krankheiten, für die es bisher noch gar keine schulmedizinischen Diagnosen gibt. Zöliakie und Intoleranzen sind wohl erst der Anfang.

Unser heutiges Brot besteht zu einem Großteil aus Weizen. Dieses Kraut ist eines, in dessen Genpool mit am meisten gepanscht wird. Ihm wird beispielsweise ein Protein eingezüchtet, das zwar die Abwehrkräfte des Weizens erhöht, doch nicht die Abwehrkräfte des Menschen. Der Körper wehrt sich gegen diese künstliche Vorgehensweise, und zwar durch Unverträglichkeiten und Allergien. Deshalb ist es notwendiger Teil unserer Kultur, wieder die ursprünglichen Sorten zu essen, wie Einkorn, Emmer, Kamut oder Dinkel.[65]

Wir finden nur dann einen Weg aus der ungesunden Künstlichkeit heraus, hin zu einer gesunden, genussvollen Kultur, wenn wir unsere Mahlzeiten wieder etwas einfacher gestalten, ursprünglicher und natürlicher. Oft bleibt als einziger Weg, eine Eliminationsdiät zu machen, die vielerlei positive Effekte haben kann.

Die negativen Auswirkungen unserer Kultur zeigen sich auch durch überflüssiges Gewicht. Wir könnten uns dazu ein Credo des Arztes von Gwyneth Paltrow nehmen, Dr. Habib Sadeghi. Er sagt: „Dauerhafter Gewichtsverlust ist eine Frage der Liebe

---

65 Dahlke, Das Geheimnis der Lebensenergie in unserer Nahrung, 203f.

und nicht des Essens!"[66] Dabei ist der Gewichtsverlust nur ein positiver Nebeneffekt, die Liebe zu sich selbst und zur täglichen Gestaltungskraft dagegen das Hauptsächliche.

So sollte jeder nur das essen, was ihm gut tut, möglichst ursprünglich und natürlich. Die ganz persönliche Kunst ist es dann, dies schmackhaft zuzubereiten. Wer das schafft, findet für sich den schönsten Genuss unserer Kultur, der darin besteht, in der Beschränkung Eleganz und in der Einfachheit Schönheit zu finden, wie es Julia Turshen, die Co-Autorin von Paltrow, so treffend ausdrückt.[67]

Kartoffelsuppe

Ein gutes Rezept für eine natürliche Ernährung ist eine cremige, selbst zubereitete Kartoffelsuppe mit Kräutern. Sie nährt die Zellen und gibt viel Energie. Ich gebe in eine Kartoffelsuppe gerne viel frisches Kurkuma. Darauf kam ich durch eine liebe Freundin. Sie vermittelte mir den Hinweis auf die Arbeit der Biochemikerin Elke Schulz, die, einst in der Pharmabranche tätig, sich nun auf die natürlichen Heilkräfte der Pflanzen spezialisiert hat.

In einem Vortrag über Kurkuma sprach Elke Schulz von der histaminsenkenden Wirkung dieser farbenfrohen Wurzel. Das war für mich natürlich besonders interessant, weil meine nicht diagnostizierbaren Symptome zwar nachweislich etwas mit Histamin zu tun haben, aber ohne verschriebenes Heilmittel blieben. Das musste ich mir selbst suchen. Jede Information über natürli-

66 Turshen, Paltrow, 14

67 Dies., 15

che Histaminsenker finden deshalb meine besondere Beachtung. Ich mixe das Kurkuma (nicht nur) in jede Kartoffelsuppe.

Wer Tütensuppen meidet, kann sich eine gesunde und schmackhafte, sehr heilsame Küchenkultur erschaffen. Kartoffeln sind gut für den Magen und Kurkuma ist gut für die Verdauung – laut Ruediger Dahlke haben unsere Kulturmägen und Zivilisationsdärme ein Heilmittel für die Schleimhäute sehr nötig! Auch er verweist in *Das Geheimnis der Lebensenergie in unserer Nahrung* auf Kurkuma und andere natürliche „Superfoods". Kurkuma senkt den Histaminspiegel – was die Schleimhäute einem also doppelt danken, wenn man keine künstliche, sondern eine sinnvolle Esskultur betreibt.

Die ist sehr farbenfroh, denn Kurkuma, die sogenannte Gelbwurz, ist leuchtend gelb. Farbgebend ist der Inhaltsstoff Curcumin. Er wirkt in vielerlei Hinsicht positiv auf den körperlichen Einweißmix ein und spielt nicht mit unseren Zellen, sondern gestaltet sie gesund.

Das funktioniert am besten in Kombination mit Pfeffer, Nelken und ein paar Tropfen unraffiniertem Pflanzenöl. Die Wirkstoffe Pepin aus dem Pfeffer, Eugenol aus den Nelken und das Fett aus dem Pflanzenöl sorgen für die beste Bioverfügbarkeit des heilenden Curcumins. Das kann so weit gehen, dass man damit sogar Krebszellen heilen kann. Dabei muss man sich keine Sorgen machen, zu viel des Kurkumas zu essen, im Gegenteil. Laut Elke Schulz' Vortrag wurden selbst bei einer Verzehrmenge von acht Gramm pro Tag keine Nebenwirkungen festgestellt. Nur wer Probleme mit Gallensteinen hat, der sollte sehr sparsam mit Kurkuma umgehen.

Bei der Nahrungsaufnahme geht es also immer darum, was aus den Zutaten gelöst wird oder nicht, was sich mit Zellen verbindet oder nicht. So gestalten sich die Kultur und der Mensch über die

Ernährung. In der Gesundheitskultur in Indien und Südostasien wird Kurkuma schon lange traditionell gegen Krebs eingesetzt. Es ist eine alte Pflanze – sie wächst dort immerhin seit rund 5000 Jahren. In unseren Breitengraden wird erst nach und nach schulmedizinisch anerkannt, wie effektiv Gewürze gegen Krankheiten wirken können.

Dabei sollte man darauf achten, dass Kurkuma wirklich frisch oder als biologisch-ökologisch hergestelltes Gewürzpulver in die Kartoffelsuppe kommt.

Ich habe über ein paar Wochen hinweg Kurkuma in Kapselform mit Wasser geschluckt – das ist völlig nutzlos, wie ich im Nachhinein erfuhr. Weil Curcumin nicht wasserlöslich ist und so einfach wieder ausgeschieden wird. Man behandelt eine Pflanze wie Kurkuma am besten wie ein echtes Lebensmittel.

Die Kurkumawurzel war für mich eine Art Startschuss für eine Entdeckungsreise ins Pflanzenreich. Nach und nach entdeckte ich, wie gesund Esskultur eigentlich sein kann. Es ist fast wie eine kleine Schule der Intuition. Man muss sich nur die richtigen Zutaten herauspicken, am besten bunt gemischt und gespickt mit ein wenig Wissen aus traditionsreichen Gesundheitskulturen.

Histamin

Auch für die Nerven ist Kurkuma gut. Es unterstützt die Gehirnstruktur. Ich habe bemerkt, dass ich mit meiner gelb gefärbten Esskultur viel gelassener wurde. Da spielt natürlich nicht nur das gelbe Würzelchen in der Suppe eine Rolle. Irgendwie scheint die richtige Ernährung im gesamten Wesen Harmonie zu schaffen und einfach eines nach dem anderen wieder in die richtigen Bahnen zu lenken, um gelassen und mit klarem Denken leben zu können.

Als ich meinem Hausarzt von meinen Gedächtnisproblemen und schwachen Nerven nach hohem Tomaten- oder Meerrettich-Verzehr erzählte, da schaute er ganz verdutzt. An der Stelle hört die Medizin einfach auf, und es beginnen die eigenen feinen Sinneswahrnehmungen. Es ist natürlich von einer fremden Perspektive aus schwierig, solche feinen individuellen physiologischen Wege bei einem anderen Menschen nachzuvollziehen oder gar zu diagnostizieren. Das liegt erstens daran, weil die Ernährung in der Schulmedizin nur eine untergeordnete Rolle spielt, und zweitens an den undurchsichtigen Kausalitäten in der Heilung. Eine befreundete Medizinstudentin berichtete mir anhand des Beispiels Diabetes:

„Die Ernährung spielt im Medizinstudium nicht wegen bestimmter Nährstoffe eine Rolle, also etwa dieses und jenes Vitamin, welches hierin und darin enthalten ist. Das wird kaum erläutert. Eher nur in Grundsätzen wie: Zu viel Zucker und zu viel Fett sind schädlich, sie führen zu Übergewicht, damit zu Diabetes, Gefäßleiden und Bluthochdruck. Es wird vielmehr auf die medikamentöse Behandlung eingegangen, da man – leider oft zu recht – davon ausgeht, dass Menschen ihre Gewohnheiten nicht zu ändern fähig sind. Sie versuchen es vielleicht, sind aber oft zu schwach. Durch Gewichtsreduktion und Bewegung könnte eine Krankheit wie Diabetes auch ohne Medikamente in den Griff bekommen werden. Ausnahmen, die es schaffen, bestätigen natürlich die Regel."

Bei einem feinstofflichen Netzwerk wie dem, das auf Histamin basiert, ist eine medikamentöse Behandlung nur in den wenigsten

Einzelfällen hilfreich. Eine Histamin-Intoleranz oder Probleme mit diesem Entzündungsstoff muss jeder für sich an der inneren Wurzel heilen. Das funktioniert über achtsame Reflexion und über die Entwicklung von Stärke! Um uns selber zu reflektieren und wirklich von innen zu heilen, dafür haben wir ja unsere eigenen Köpfe und Sinne.

Der Patient muss einfach begreifen, dass der Arzt kein Zauberer ist, wie es die Medizinprofessorin Ingrid Mühlhauser von der Uni Hamburg so schön sagt. Sie führt dieses oft schwierige Verhältnis zwischen Patient und Arzt zurück auf ein fehlendes Verständnis für Kausalitäten auf beiden Seiten. Der Arzt macht etwas und der Patient glaubt, dessen Handlung führe zur Genesung. Dabei verschwinden über 90 % der Symptome ohne ärztliches Zutun, sagt sie in einem Interview mit der Wochenzeitung *Die Zeit*.[68] Das erinnert mich an eine Textstelle aus Peter Allmends Buch *Einfachheit*: „Du erlebst die Macht der Worte in deiner Welt ganz besonders eindrücklich, wenn es um die Fragen von Gesundheit und Krankheit geht. Erstaunlicherweise sind eure Ärzte heute weitgehend in die Rolle des Priesters der magischen Kulturen geschlüpft. Ihr weißes Gewand entspricht der rituellen Robe früherer Zeiten – und ihr Wort wiegt schwer."[69]

In der Entwirrung der Kausalitäten liegt die Basis zur Heilung: Was wollen wir vom Arzt und was können oder müssen wir selber tun? Wir können sicherlich keine Zaubereien von ihnen erwarten, wir müssen schon selber aktiv werden.

Dabei hilft es oft, einfach einen Schritt zurückzugehen und zu reflektieren. Daran können wir als Patienten anknüpfen, vor allem wenn es immer mehr Krankheiten gibt, für die noch gar

68 Die Zeit, Nr. 43, 16. Oktober 2014, Jan Schweitzer
69 Allmend, 128f.

keine Namen existieren, wie der US-amerikanische Schriftsteller Jonathan Safran Foer es in seinem Buch *Tiere essen* beschreibt:

„Neulich hat mir [Frank Reese, der möglicherweise letzte unabhängige Geflügelfarmer der USA] der Kinderarzt hier im Ort erzählt, dass er neuerdings alle möglichen Krankheiten zu sehen bekommt, die er noch nie gesehen hat. Nicht nur Diabetes bei Jugendlichen, sondern auch Entzündungs- und Autoimmunerkrankungen, von denen viele Ärzte nicht mal den Namen kennen. Und Mädchen kommen viel früher in die Pubertät, die Kinder sind gegen ungefähr alles allergisch, und das Asthma bekommt er gar nicht mehr in den Griff. Jeder weiß, dass das an unserer Ernährung liegt. Wir manipulieren die Gene dieser Tiere, und dann füttern wir sie mit Wachstumshormonen und allen möglichen Medikamenten, über die wir in Wahrheit gar nicht genug wissen. Und dann essen wir sie. Die Kinder von heute sind die erste Generation, die mit dem Zeug aufwächst, wir benutzen die Kinder als wissenschaftliches Experiment. Ist das nicht seltsam, wie die Leute sich aufregen, wenn ein paar Basketballspieler Wachstumshormone nehmen, wo wir mit unseren Nutztieren doch genau dasselbe machen und sie unseren Kindern zu essen geben?“[70]

Wir steuern mit unserer falschen Ernährung auf eine Flut an neuen Symptomen zu und müssen angesichts dessen lernen, uns selbst zu verstehen. Ich muss also an meinem eigenen Bewusstsein und an meinen eigenen Sinnen ansetzen, denn dort spielt sich das Wichtigste ab, wenn es um komplexe symptomatische Zusammenhänge geht. Wenn ich auf diese Weise nun bemerke, dass ich Probleme mit Histamin habe, dann ist das ein besonders unangenehmes Problem, sagte Ruediger Dahlke im Gespräch.

---

70 Foer, 133

Aus eigener Erfahrung sehe ich, dass man sich am besten heilen kann, wenn man anfängt, selbst zu denken, tätig wird und Informationen einholt. Dabei ist es letztlich gleichgültig, wie ich die Heilung erreiche, wenn ja nicht einmal die Kausalitäten bei einem Arztbesuch zu durchschauen sind. Da ist es in vielen Fällen auch bedeutungslos, ob es sich nun wirklich um eine Histamin-Intoleranz handelt, die man schulmedizinisch diagnostizieren könnte, oder es sich um ein anderes Problem dreht. Zumal eine „richtige" Histamin-Intoleranz den Patienten ja mit dem Stempel „unheilbar" für ein ganzes Leben lang aufgedrückt wird (Fälschlicherweise!). Oft genügt es, wenn man handelt und die Heilung setzt ein, wie es der Autor Manfred Poser in seinem Buch *Der Placebo-Effekt* schildert. Allein schon durch die Handlung wird der Wille zur Heilung ausgedrückt.

Bei den Informationen, die man sich selbsttätig sammelt, geht es sicherlich oft um die seelische Struktur, die man daran ablesen kann. Das ist natürlich überhaupt keine schulmedizinische Vorgehensweise, aber dass beides sich nicht ausschließt, zeigt Ruediger Dahlke in seinen vielen Büchern über die Wechselwirkung zwischen Seele und Körper, wie etwa in *Krankheit als Symbol.* So sagte er im Interview, Histamin sei ein Neurotransmitter und ein wichtiger Faktor bei allergischen Reaktionen. Doch nicht nur da. Auch bei anderen nervlichen Konstitutionen spielt es eine Rolle. Daran kann man einiges ablesen, um der Seele Ausgleich zu verschaffen. Die Ernährung hat eine unterstützende Funktion, denn Histamin ist gleichermaßen in Nahrungsmitteln enthalten und im Körper wichtig.

Wenn ich spüre, dass Tomate und Meerrettich meine Nerven negativ stimulieren, muss ich nicht unbedingt bis in die kleinste Ecke meines Körpers invasive schulmedizinische Untersuchungen machen. Wie sagt der weise Hausarzt: „Finden tut man immer etwas!“ Aber ob das zur Lösung des Problems beiträgt, ist fraglich. Anstatt mir Magen- und Darmspiegelungen machen zu lassen, ernähre ich mich lieber richtig und kann darüber meine Nerven positiv stimulieren.

Gute Nerven und eine gesunde Verdauung (und intakte Schleimhäute) hängen ja unmittelbar zusammen. Vor allem unvollständig verdaute Nahrungseiweiße können das Histamin im Körper ansteigen lassen, und dann führt das Nahrungshistamin eventuell zu denselben Symptomen wie körpereigenes Histamin, schreibt die ausgebildete Krankenschwester, Natur- und Umweltpädagogin und Heilpraktikerin Ursel Bühring in ihrem *Praxis-Lehrbuch der modernen Pflanzenheilkunde* zu „Symptomen einer klassischen allergischen Reaktion wie Rhinitis, Urtikaria oder Diarrhöe“.[71] Mittlerweile gilt es ja auch in der Wissenschaftswelt als anerkannt, so die Doktorandin im Bereich Gastroenterologie Giulia Enders, „dass Menschen mit bestimmten Verdauungsproblemen häufig Nervenstörungen im Darm haben. Ihr Darm sendet dann Signale an einen Bereich im Gehirn, der unangenehme Gefühle verarbeitet, obwohl sie gar nichts Schlimmes getan haben. Die Betreffenden fühlen sich unwohl und wissen nicht, warum das so ist. Wenn ihr Arzt sie dann als irrationale Psychofälle behandelt, ist das sehr kontraproduktiv! Das ist nur eines der Beispiele dafür, dass manches Forschungswissen schneller verbreitet werden sollte!“[72] Der Journalist Hans-Ulrich Grimm zeigt die vielen Zusammenhänge zwischen Gehirn und Bauch in seinem Buch *Die Ernährungslüge* auf.

71 Bühring, 238f.
72 Enders, 13f.

Ob das Verdauungssystem richtig funktioniert, das sieht man ja auch an dem, was da herauskommt, merkt Giulia Enders an. In ihrem Buch *Darm mit Charme* gibt es sogar eine charmante Zeichnung von gesundem und ungesundem Kot und ein kleines Lektüre-Heftchen zu Bestandteilen, Farben und Konsistenzen.[73] Wo der Kot stinkt, bei jedem Pups nach draußen drängt oder der Anus brennt, da läuft etwas falsch, und man sollte in diesem Fall wirklich zum Arzt gehen; denn bei solch konkreten Symptomen kann dieser in der Regel helfen.

Im Prinzip beginnt die Gesundheit bei einer gesunden Verdauung. Wo diese nicht gelingt, können Verdauungsprobleme der Ausgangspunkt für alle möglichen Krankheiten sein, und wenn sich Probleme mit Histamin ausweiten, dann sind die Symptome irgendwann so weit gefächert, dass sie nur schwer auf diesen einen Stoff zurückgeführt werden können. Wenn es denn überhaupt nur dieser eine Stoff ist, der die Nerven aufreibt.

Wer Probleme mit Histamin hat, ist auch gefährdet für andere neurologische Symptome. So kann auch ein schizophrener Schub oder ein epileptischer Anfall durch einen plötzlichen Anstieg von Histamin ausgelöst werden. Bei bipolaren Störungen und Schizophrenie sind, so belegen Studien, wohl auffallende Histamin-Mengen im Körper unterwegs.

Hier wären wir wieder an dem Punkt, der seelische Probleme aufzeigt. Neurodegenerative Krankheitsbilder sind immer mit Pathologien und Neurosen verbunden, auch da ist auf das Histamin zu achten, denn das Histamin ist dazu da, Fremdsubstanzen zu zerstören oder abzuwehren. Man muss es allerdings nicht ängstlich meiden, denn das würde nur mehr Neurosen füttern. Statt-

73 Enders, 77-84

dessen ist es sinnvoll zu schauen, was man als Fremdsubstanz ansieht, was man nicht in seinem Leben haben mag und weshalb man eine Neurose entwickelt hat. Wo ich etwas in mir oder in meiner Umgebung als Fremdsubstanz betrachte und es nicht positiv in mein Leben integrieren – es also nicht verdauen – kann, da können sich Symptome zeigen, die sich nach und nach „entzünden" und dadurch ins Bewusstsein drängen. Der Austausch mit meiner Umgebung läuft so an einer individuellen Stelle entzündlich ab.

Davon kann man ganz schön rasch die Nase voll haben, denn Histamin ist auch in Pflanzen enthalten und verknüpft uns sozusagen mit dem körpereigenen Histamin zu einem nervlichen Netzwerk. Wo sich etwas entzündet hat, der Arzt mir aber nicht helfen kann, kann ich mir erst einmal nur selbst helfen, indem ich meine Ernährung umstelle, denn diese formt ja maßgeblich die Strukturen von Zellen, Gehirn und Nerven. So wird „das Milieu im Verdauungstrakt ganz wesentlich dadurch bestimmt, was ihm einverleibt wird", und das wirkt sich wiederum auf das ganze Wohlbefinden aus.[74] Es kommt natürlich auch darauf an, dass man auf seelischer Ebene für Entspannung sorgt. Hat man das einmal angeregt und fördert es durch gute Ernährung, geht alles leichter. Die Entzündungen können so durch richtige Ernährung gemindert werden.

Leider wird das noch nicht überall anerkannt und umgesetzt. Ich sprach darüber einmal mit einem Heilpädagogen aus Luzern. Er ist Betreuer von Menschen, die an Symptomen aus dem autistischen Spektrum leiden. In ihrer Betreuung, sagte er, wird auf eine spezielle Ernährung leider noch nicht geachtet, außer sie

74 Grimm, Die Ernährungslüge, 45

haben irgendwelche Allergien. Dass die autistischen Symptome durch Ernährung gemildert werden, das ist noch nicht Allgemeinwissen.

Dabei gibt es immer mehr Studien, die zeigen, dass neurologische Störungen wie Ängste, Zwangsstörungen, Autismus, Tourette-Syndrom, Schizophrenie und Epilepsie maßgeblich von der Ernährung beeinflusst werden.[75] Dabei könnten diejenigen ernährungsphysiologischen Substanzen aus der Ernährung herausgehalten werden, welche die Nerven aufreiben. Wer schwache Nerven hat, der sollte nicht auch noch entzündungsfördernde Substanzen essen, die das Nervensystem reizen, wie das Gluten, so der Neurologe David Perlmutter.[76] Irgendwie ist das doch gar nicht so unlogisch, denn es geht sowohl beim Zentralen Nervensystem als auch bei der Ernährung um den Austausch mit der Umgebung.

Wo in uns allen die Fähigkeit zum Dialog angelegt ist, wie es der Luzerner Heilpädagoge sagt, kann diese bei jedem Menschen aus dem autistischen Spektrum an einer ganz anderen Stelle gestört sein. Es ist sehr sinnvoll, mit der Heilung ganzheitlich an dieser Stelle anzusetzen, dabei kann auch die Ernährung eine Rolle spielen. So gibt es Nahrungsmittel, welche die Symptome von Autismus verschlimmern können und den Austausch mit der Umgebung noch mehr stören, wie es Hans-Ulrich Grimm anhand von konkreten Fällen beschreibt.[77]

Es muss nicht immer das Histamin sein, das Auslöser ist, deshalb ist dieses Thema so komplex. Grimm zitiert den Mediziner Josef Zehentbauer, der sagt: „*Jeder Gedanke, jedes Gefühl*

75 Perlmutter, 17, 49, 52f.

76 Ebd., 26

77 Grimm, Die Ernährungslüge, 47f.

wird von einer spezifischen Kombination unterschiedlicher Neurotransmitter getragen.“ Es sind diese Botenstoffe, die uns das Denken und Fühlen ermöglichen und jeden persönlichen Charakter formen. Wo also an den Steuerungsmechanismen etwas störend verläuft, „könnte vielleicht auch Verbesserung erreicht werden, wenn der chemische Haushalt verändert wird“.[78]

Wenn sich etwas im Körper „entzündet“ und die Nerven aufgerieben sind, dann hat das eine seelische Ursache im Denken und Fühlen. Wenn man die findet, kann man den Dialog mit seiner Umgebung wieder ein Stück gelassener gestalten.

78 Auch voriges Zitat aus: Grimm, 50.

2: Menschlich sein

Realismus?

Die ungleiche Verteilung ist neben der Massentierhaltung ein großes ethisches und gesundheitliches Problem der globalen Ernährung. Diese Ungleichheit resultiert aus dem Missverhältnis zwischen Qualität und Quantität.

Als ich selber in Zeiten meines Studiums noch möglichst billig eingekauft habe, aß ich mehr. Seit ich regional einkaufe und möglichst zu ökologisch erzeugten Produkten greife, brauche ich nicht mehr so viel zu essen. Das hat einen einfachen Grund: In ökologischen Produkten ist mehr Lebenskraft enthalten, weil sie in guter Erde meistens unter der Sonne nachhaltig und möglichst natürlich erzeugt werden.

Dabei ist das Argument, Bio sei teurer, nicht nur hinfällig, sondern lebensfern. Es heißt oft, wir müssen realistisch sein und nicht jeder könne sich das regionale Produkt leisten. Das ist schlicht zu kurz gedacht. Das globale Missverhältnis können wir uns noch viel weniger leisten. Wenn wir rein finanziell argumentieren, kommen wir aus der Misere nicht heraus. Wenn wir gute Qualität essen, brauchen wir keine Quantität. Dann ist regional essen nicht teurer – im Gegenteil.

Regional zu essen, ist vereinbar mit unserem Unbehagen. Wo wir uns am *All you can eat*-Buffet den Bauch vollschlagen, unterstützen und erzeugen wir Strukturen der Ausbeutung derjenigen, die das erwirtschaftet haben, sowie unseres eigenen Körpers.

Das Problem dabei ist, dass diese Mischung am Buffet nur Quantität ist, die den Magen füllt. Quantität ist in der Menge zwar billiger als qualitatives Gemüse, doch hier muss der Esser einmal weiterdenken. Billige Nahrung und ein ständig damit überfüllter Magen ziehen früher oder später enorme Gesundheitskosten für Medikamente nach sich, wie etwa im Fall von Diabetes. Diese Kosten sind sicherlich höher als gute Lebensmittel.

Es geht beim Realismus nicht darum, Quantität zu erzeugen, sondern Qualität! Und das schaffen wir nur von der Graswurzel an. Es gibt dazu eine richtungsweisende Aussage des Biogärtners Wolf-Dieter Storl, die der Agrarbiologe Clemens G. Arvay in seinem Buch *Friss oder stirb* zitiert hat:

„Es wird ja […] immer behauptet, man könne die riesigen Menschenmassen anders [als mit industrieller Massenware aus dem Supermarkt] gar nicht mehr ernähren. Aber das stimmt nicht. Es gibt zahlreiche Studien, die ich gelesen habe und die sagen … nein, was heißt da „die sagen"? Ich *weiß* es ja selber aus meiner Erfahrung als Biogärtner, dass in der kleinteiligen Landwirtschaft am effizientesten gewirtschaftet wird. Es ist zwar arbeitsintensiv, aber das ist ja nicht schlimm."[79] Auch die Alternative Friedensnobelpreisträgerin Vandana Shiva bestätigt das: „Kommen Sie auf unsere Versuchsfarm in Navdanya [Indien]. Da kann man sehen, dass sich die Nahrungsmittelproduktion erhöht, je mehr Vielfalt auf dem Feld ist. Wenn Sie Mais und Bohnen auf zwei getrennten Äckern anbauen, sinkt der Ertrag. Wenn man beides auf einem Feld miteinander kombiniert, dann

79 Arvay, 19

steigt er. Diese kooperative Synergie miteinander kooperierender lebender Systeme wird in der alten Weltsicht völlig ignoriert, weil die industrielle Landwirtschaft einen ausschließlich mechanistischen Ansatz hat."[80] Sie fügt noch hinzu, dass die hochgepriesene industrielle Landwirtschaft zehn Mal mehr Wasser verbraucht als der ökologische Anbau.[81]

Die kleinen Biogärtner wissen ganz genau, wie viel Arbeit ihre Früchte verursachen. Aber sie wissen auch: Es macht sich bezahlt. Dort, wo nachhaltig gewirtschaftet wird, bleibt auch etwas für die Gesundheit und für die jüngeren Generationen übrig. Das dürfen wir nicht vergessen, wenn es um den Realismus geht.

Wenn wir die Lebensmittel von der Wurzel an aktiver in unsere Realität mit einbeziehen, ist ein Becher Suppe nichts Abstraktes mehr, wie es Wolf-Dieter Storl so schön sagt, und wir können die wirkliche Qualität der Lebensmittel und die Arbeit, die dahinter steckt, erkennen lernen.[82]

Was man als Konsument kauft oder nicht kauft, wird angebaut oder nicht angebaut. Es geht darum, die eigene Arbeitskraft oder die eigene Kaufkraft sinnvoll zu investieren. Die Nachfrage beeinflusst nachhaltig unsere Realität, weit über unsere persönlichen Zellen hinaus.

---

80 Shiva, Lüpke, 277

81 Ebd., 281

82 Arvay, 20

Von der Vergangenheit lösen

Nach dem Zweiten Weltkrieg war mit Ausbruch des „Wirtschaftswunders" vergleichsweise eine enorme Üppigkeit vorhanden. Das konnte nach dem erlebten Mangel zu einem einseitigen Verhalten führen. Dann wird vielleicht mehr genommen und eingekauft, als eigentlich wirklich gebraucht wird. Luxusgüter wie Milch- und Fleischprodukte, die es in der Vergangenheit nicht oder nur ganz selten gab, konnten so auf den Tisch gebracht werden. Für nachfolgende Generationen wurde eine Mahlzeit mit Produkten vom Tier zu etwas Normalem, die pflanzliche Mahlzeit zu etwas Seltenem.

Luxusgüter aus der Vergangenheit zu einem Normalgut zu machen, kostet jedoch einen Preis. Den können wir uns zwar im Supermarkt leisten, weil der so niedrig ist, nicht aber in der ethischen Verantwortung. Hier wird er zum negativen Luxus, den wir uns nicht mehr leisten können, sobald damit Missbrauch zusammenhängt – und das ist der Fall. Leider wurde der in Zeiten des Verdrängens nicht gesehen, und so konnte das Wirtschaftswunder Produkte auf den Tisch bringen, die es vorher so nie gegeben hatte.

Damit das im Alltag Bestand haben kann, müssen diese Produkte erschwinglich sein. Hier fängt die Ausbeutung anderer Länder an. Wo wir immer weniger für Nahrungsmittel ausgeben müssen (in Deutschland sind es um die 9 %), werden in Afrika im Schnitt 70 % und bei armen indischen Familien 90 % des Einkommens für Nahrungsmittel aufgewendet. Wir verursachen dieses Ungleichgewicht, wenn wir Agrarprodukte aus anderen Ländern importieren, wo sie dann fehlen oder teure Preise auf dem dortigen Markt verursachen. Oft ist es so, dass dort nicht einmal mehr die Grundnahrungsmittel bezahlt werden können.[83]

Kommt dann noch unsere Werbung dazu, die Billigangebote zusammen mit Bildern von Kühen auf der Weide in unsere Köpfe einprägt, greifen wir im Alltag oft vielleicht ganz unbedacht zu immer billigeren Lebensmitteln. Damit sind Lebensmittel keine wirklichen Lebensmittel mehr, sondern Produkte aus einer Gesellschaft des Missbrauchs. Das bringt nicht nur bei der Produktion, sondern auch bei der Verdauung etliche Missstände mit sich, sowohl körperliche als auch psychische. Nicht umsonst nehmen „Zivilisationsdärme" immer mehr zu.

Wir missbrauchen mit dem Credo „Nur möglichst billig können wir uns leisten!" nicht nur unsere Ethik, sondern auch unsere Gesundheit. Das hängt mit dem Mangeldenken zusammen, das wir von der Kriegsgeneration mit den täglichen Mahlzeiten geliefert bekamen.

Lebendige Vielfalt ist in Zeiten des Krieges meist ein Mangel. Doch muss das heute auch noch gelten? Ist lebendige Vielfalt nicht vielmehr Grundlage des Lebens und der Gesundheit? Wo aus dem übrig gebliebenen Senfgas, mit dem in den Weltkriegen Feinde getötet wurden, Pestizide hergestellt werden, legt sich diese Struktur auch über die Felder und prägt sich den Nahrungsmitteln ein. Das ist ein Missbrauch der lebendigen Erde. Haben wir als Mensch nicht die Verantwortung, das zu erhalten, was die Natur uns schenkt?

Innerlich spüren wir das ganz genau, deshalb sind wir ja so verunsichert. Deshalb ist das ethische Essverhalten häufig noch ein Tabuthema. Eine Freundin sagte mir: „Wer zu viel nachdenkt,

---

83 Shiva, Lüpke, 272-274

kann vielleicht nicht mehr genussvoll essen!" Genau deshalb müssen wir erst einmal den Missbrauch in unserem Essverhalten überwinden, damit wir wirklich wieder genießen können.

Das schaffen wir, indem wir nicht länger in Mustern der Vergangenheit leben. Wo wir die Natur nicht missbrauchen, sondern sie stärken, können wir alle von ihr leben. So zählt hier vor allem die Liebe zu allem Leben und zu sich selbst als Grundpfeiler der Ernährungsphysiologie.

Der falsche Traum vom Wirtschaftswunder und ständigem Wachstum und Fortschritt ist fast immer mit Fleischkonsum verknüpft, wie es derzeit in China der Fall ist. Doch dieser Traum wird platzen, sobald der globale Markt unsere Handlungen kontrolliert. Deshalb müssen wir das Mangeldenken aus der Vergangenheit loslassen und an diese Stelle den regionalen Reichtum setzen.[84]

Individuelle Gesundheitsvorsorgen gegen Konzerninteressen

Was die Ernährung angeht, gibt es nicht überall solche weitgehend freien und demokratischen Strukturen wie in und um Deutschland herum. Im US-Staat Colorado kann man ins Gefängnis kommen, wenn man Lebensmittel verunglimpft, heißt es im Film *Food Inc. – Was essen wir wirklich?* Oprah Winfrey wurde von der Fleischindustrie verklagt, weil sie in ihrer Fernsehshow etwas gegen Burger sagte. Eine Mutter, deren Sohn an E-Coli verseuchtem Fleisch starb, antwortet in *Food Inc.* auf die

84 Shiva, Lüpke, 272

Frage, ob sich ihr Ernährungsverhalten seither geändert habe: „Die Verleumdungsgesetze für Vegetarier sind sehr speziell!"

Das Problem ist die Verstrickung von Politik und Industrie. Wo der Richter des obersten Gerichts (wie Clarence Thomas) auch Anwalt des größten Saatgutherstellers ist (oder war) und ein Teil des Aufsichtsrats sowie die Vizepräsidentin Monsantos auch in der politischen Regierung sitzen, sind die Kontroll- und Justizorgane von Interessensverbänden beeinflusst. Das ist eher Oligarchie als Demokratie. Wie soll die Politik so die Interessen und die Gesundheit der Bürger vertreten?

In Amerika herrscht der Saatguthersteller Monsanto wie ein industrieller und politischer Diktator. Er hat Nutzpflanzen genetisch verändert und sich das patentieren lassen. Auf dem Patentrecht basierend, schickt Monsanto Kontrolleure zu den Bauern, die dafür sorgen sollen, dass die Bauern ihr eigenes Saatgut nicht einbehalten, mit dem sie natürlich von Monsanto unabhängig wären. Das könnten sie weiterentwickeln. Hybridsaaten von Monsanto dagegen müssen immer wieder nachgekauft werden, weil sie nicht samenfest sind: Sie sind biologisch degeneriert. Nur der Konzern kann diese Samen reproduzieren. Er treibt Inzucht, nach einer bestimmten Formel, nach der die Natur die Elternpflanzen natürlich nicht mit Nachkommen segnen kann.

Wir sollten erkennen, dass wir alle uns immer mehr von degenerierten Inzuchtlinien ernähren, sowohl im pflanzlichen als auch im tierischen Bereich. Deshalb müssen – fast im Sinne der Arche Noah – die fortpflanzungsfähigen Tiere und das alte Saatgut unbedingt bewahrt werden. Es verschwindet nach und nach. Wir haben in Amerika und hierzulande immer weniger Nutzpflanzen; und die Werbemaschinerie tut viel dafür, damit wir in Unwissenheit bleiben und weiterhin denken, wir würden im Schlaraffenland leben. Dabei ist eine möglichst natürliche Ernährung nachhaltig für unsere Gesundheit, was der Industrie allerdings nicht wichtig zu sein scheint.

Ruediger Dahlke sagte im Interview, keine Industrie agiere so „unter der Gürtellinie“ wie die Ernährungsindustrie. Und das sagt einiges aus:

„Seit ich Peacefood propagiere, werde ich in Radiosendungen eingeladen oder ins Fernsehen, die Magazine schreiben weniger gern oder gar nicht mehr darüber. Und die Redakteure, die ich persönlich kenne, sagen, wir dürfen gar nicht, wir leben von Anzeigen, und Du bist den Werbungskunden zum Feind geworden. Das war ich weniger, als ich gegen die Fluten an Pharmaka geschrieben habe. Die Pharma war da vergleichsweise anständig, die Pharmaindustrie hat mir nie unter der Gürtellinie Kontra gegeben, sondern eher oberhalb … sie haben mir schöne Kreuzfahrten angeboten, um mich ein bisschen zu beruhigen sozusagen, was ich aber nicht annehme, weil ich mir meine Kreuzfahrten besser selbst organisiere mit Gesundheitsthemen. Aber die Ernährungsbranche war anfangs ziemlich weit unter der Gürtellinie, das ist nichts für ein Interview, aber da geht es natürlich um viel Geld. Und es ist nicht mal nur das Geld, was die verdienen wollen, sondern ich fürchte wirklich, dass es Absicht ist, dass die die Leute in so einem Zustand halten wollen, wo sie alles mit sich machen lassen. Also ich bin kein Anhänger von Verschwörungstheorien. Aber so viel Zufall gibt es nicht!“

Im Prinzip hängt alles an der Pflanze, das hat auch Monsanto kapiert. Wo der Verbraucher anfängt, einfacher zu essen oder sich Grünzeug und Kräuter von der Wiese holt, da verdienen Monsanto und auch die Fleischindustrie nichts.

So ging das Interview weiter:

Ruediger Dahlke: Also das ist so eine Geschichte, Einfachheit kostet nichts! Grünzeug von der Wiese kostet ja nichts!

Sabrina Wallner: Aber es würden doch bestimmt viele Leute aufschreien aufgrund des absurden Hygienewahns…

Ruediger Dahlke: Man kann das Grünzeug von der Wiese natürlich genauso waschen wie das, was man vom Markt holt! Ja, das ist nicht unhygienisch, aber so wird dieser ganze Quatsch ja gepusht. So wurde etwa den kleinen Bauernhöfen die Hofschlachtung verboten. Schlachtung an der frischen Luft sei unhygienisch. Doch der Großschlachthof ist mit Sicherheit der unhygienischste Ort in jeder Stadt: Die Tiere haben dort Schiss! Im tiefsten Sinne, die haben dort Todesangst. Das ist eine fürchterliche Situation. Das mit der Hygiene, das ist ja nur Schein und Theater in jeder Hinsicht…

Sabrina Wallner: …Manipulation der Verbraucher…

Ruediger Dahlke: …das ist Manipulation, und ich empfehle ja, nichts aus der Fernsehwerbung zu essen. Ich sage immer, wenn Du den sicheren Weg gehen willst, iss nichts, was Du je im Fernsehen beworben gesehen hast. Nur Schrott muss beworben werden, sonst würde das ja keiner kaufen. Und solche Dinge zu essen, die nichts kosten, sich das wieder auf dem Balkon anzubauen, die paar Gewürze, die man braucht, sich das Grünzeug von der Wiese zu holen, wo nicht so viele Spaziergänger mit Hunden unterwegs sind… Ich meine, man muss nicht glauben, dass das auf dem Feld so hygienisch zugeht. Aber das ist natürlich keine so populäre Sache. Und das Tierprotein wegzulassen, ist natürlich schon ein ziemlicher Angriff auf die Ernährungsindustrie. Wenn wir jetzt zu so einer Urernährung zurückgehen würden, würden die Leute schon sehr viel gesünder werden, besser durchblutet, weniger Krebs und überhaupt Zivilisationskrankheiten. Und besser durchblutet ist immer auch intelligenter. Das zeigen alle Studien, dass Veganer oder Vegetarier um 5 bis 7 Punkte besser abschneiden. Man kann nur nicht sagen, ob es vielleicht daran liegt, dass die Intelligenteren rascher Veganer werden oder ob das nur an der Durchblutung hängt…"

Was nun eine intelligente Ernährungsweise ist, das hängt von jedem Einzelnen ab. Jeder muss das für sich entscheiden. Doch intelligent ist es sicherlich nicht, die Konzerne statt der eigenen Gesundheit zu nähren. Aber genau das tut man, solange man nicht anfängt, für sich selbst zu denken und sich aus ungesunden Strukturen herauszulösen.

Auch wenn die Politik früher oder später etwas ändern muss, sollte man nicht darauf warten. Ich kann am schnellsten und effektivsten etwas für meine Gesundheit tun, wenn ich anfange, mir nur Gutes zu gönnen. Das sind sicherlich keine Inzuchtlinien mit Unmengen an schlechten Genen, wie es der britische Pflanzengenetiker Ben Gable sagt. Er hat das Saatgutunternehmen *Real Seeds* gegründet, das altes Saatgut bewahrt, auf natürliche Weise weiterentwickelt und an die regionalen Standorte anpasst. Er sagt über die mächtigen Saatgutkonzerne und ihre Hybriden:

„Saatgutkonzerne lieben Hybridsaatgut, weil niemand außer ihnen weiß, aus welchen Eltern- und Großelternpflanzen die Laborlinien entstehen. Also kann nur der Konzern die jeweilige Hybride reproduzieren. Die Bauern können die Samen nicht mehr selbst gewinnen, und wenn sie es doch versuchen würden, dann käme in der nächsten Generation ein unbrauchbares Mischmasch verschiedener Formen heraus. Worin soll da die Verbesserung bestehen? Der Grund für die biologische Degeneration der Pflanzen ist der, dass Hybriden durch die Kreuzung von zwei sehr unterschiedlichen Inzuchtlinien entstehen. Es handelt sich um genetisch völlig verarmte Elternpflanzen. Wenn diese gekreuzt werden, um eine F1-Hybride zu produzieren, vermischt sich das degenerierte Genmaterial. […] Da die Elternpflanzen aber genetisch so unterschiedlich sind, dass sie in der Natur niemals Nachkommen miteinander haben könnten, kommt es in der F1-Generation zum sogenannten *Heterosis-Effekt*. Die Hybriden haben dann für eine Generation besondere Eigenschaften, wie zum Beispiel hohe Erträge. Daher kommt das Märchen der angeblichen Vitalität von F1-Hybriden. Sie bringen einfach einen hohen Ertrag. Aber sie sind in keiner Weise *besser*, als es eine reinerbige Sorte wäre. Das ist biologisch unmöglich – ich sage das als Pflanzengenetiker: Hybriden stammen von degenerierten Inzuchtlinien ab, sie können nicht besser sein als eine samenfeste Varietät. Sie haben Unmengen an schlechten Genen in sich. Würde man versuchen, Samen von F1-Hybriden wieder zu verwenden – zum Beispiel von Kürbissen –, kämen in der nächsten Generation verschiedene unbrauchbare Pflanzen heraus: Solche mit winzigen, bitteren Früchten oder mit riesigen, schwammigen Kürbissen. Wieder andere würden sofort absterben, wenn sie einmal ein bisschen Regen abbekommen. Die biologische Degeneration dieser Hybridlinien wäre sofort sichtbar.“[85]

85 Arvay, 87f.

Deshalb sollten wir uns doch durch die Wahl unserer Nahrungsmittel so unabhängig wie nur möglich machen. Nicht nur um unserer eigenen Gesundheit Willen, sondern auch aus Achtung vor den nachfolgenden Generationen.

Fanatische Vergleiche sein lassen

Ich möchte dieses Kapitel mit einem Fingerzeig auf ein Buch von Romain Gary beginnen. Gary ist ein französischer Nachkriegsautor. Eines seiner Bücher heißt *Der Tanz des Dschingis Cohn*. Es ist kein romantisches Werk, das man gerne als Lieblingsbuch bezeichnen würde. Aber vielleicht ist es deshalb mein Lieblingsbuch, weil ich kein anderes kenne, in dem die Räume des Bewusstseins so authentisch beschrieben werden. Historischer Hintergrund ist der Holocaust und dessen Aufarbeitung. Eine Figur namens Jesus – kein Zufall natürlich – taucht in einer Szene auf und sieht: Die Menschen haben aus ihren Fehlern nicht gelernt. Sein Erscheinen im Roman steht wie ein Mahnmal da, nach dem Motto: „Mensch, Mensch! Was machst Du eigentlich?"

Das Judentum hat eine Geschichte voller Leid, das im Holocaust unfassbar wurde. Idealistisch gedacht, müsste solch ein grausames Handeln eine Ohnmacht erzeugen, die nachher zu positivem Handeln führt. Eine Ohnmacht wird jedoch nur erzeugt, wenn wir hinsehen. Danach müssen wir den Willen entwickeln, wieder daraus aufzuwachen.

Der Prozess dieses Aufwachens ist sozusagen die Kultur des Erinnerns. Die inzwischen emeritierte Professorin Aleida Assmann ist hier eine Vorreiterin mit ihrer Arbeit. Sie hat Begriffe wie das Erfahrungsgedächtnis geprägt, die dazu dienen, uns die vielen Räume des Bewusstseins klarzumachen. Wir müssen uns darüber bewusst werden, was wir in welchen Raum stecken. Doch wer sich zu viel erinnert, hat keinen Raum mehr für das Jetzt. Was ist Geschichte und was geschieht im Moment?

Wir erinnern uns an den Holocaust, um zu vermeiden, dass er sich wiederholt, sagte Aleida Assmann im Juni 2015 in einer Diskussion über „Unser Auschwitz“ mit Martin Walser in der Dreifaltigkeitskirche in Konstanz. Doch sehen wir auch noch das Jetzt, wenn wir uns an eine bestimmte Form des Leides erinnern? Der Holocaust wird sich in dieser bestimmten Form hoffentlich nicht wiederholen. Wir müssen zudem durch die historische Form hindurch zum Kern des Holocausts blicken, um vermeiden zu können, was wir wirklich vermeiden wollen – nämlich das massenhafte Leid.

Mir kamen da während der Diskussion sofort die vielen eingesperrten Tiere in der Massentierhaltung in den Sinn, denen ohne Betäubung Körperteile entfernt werden. Oder auch die Laborratten, in denen Krebsgeschwüre gezüchtet werden.

Ich möchte nicht den Vergleich ziehen zwischen dem Holocaust und der Massentierhaltung, wie einige fanatische Veganer es tun. Doch möchte ich darauf hinweisen, dass massenhaftes Leid auch heute geschieht – und wir etwas dagegen tun können. Ein Ansatz dazu ist die Ernährung, denn da kann jeder Konsument etwas machen; und zwar durch Hinsehen und Veränderung.

Wo über den Holocaust diskutiert wird, muss immer auch die Struktur des Denkens beachtet werden: Wodurch wird sie gespeist? Vandana Shiva sieht eine faschistische Tendenz verstärkt durch die Monokultur des Denkens, die sich aus der mechanistischen Landwirtschaft speist; und zwar deshalb, weil dadurch die natürliche Vielfalt zerstört wird und Monopole geschaffen werden, die wiederum das einseitige Denken speisen.[86] Bewusstsein folgt aus Erinnerung; aber auch aus einer Leerstelle. Die Erinnerung muss praktisch Platz machen für die Bildung eines erweiterten Bewusstseins.[87]

Fanatische Vergleiche zwischen dem Holocaust und der Massentierhaltung helfen uns nicht weiter. Dennoch ist der Zweite Weltkrieg für unsere Ernährung so zentral, weil sich unsere Ernährungsgewohnheiten und die Landwirtschaft mit ihren Pestiziden daraus entwickelt haben. Das müssen wir sehen. Wir können daraufhin Ohnmacht verspüren, müssen dann aber wieder aufwachen und über das Erlebte sprechen, um neue Entwicklungen anzustoßen. Das schaffen wir durch verantwortliches Handeln und durch Umgestaltung unseres Konsums, damit sich Leid in keiner Form massenhaft wiederholt.

Offener Dialog

In meiner Umgebung gibt es niemanden, der alles verträgt. Doch das erfuhr ich erst, nachdem ich anfing, offen über meine Probleme zu sprechen. Nicht jeder kann alles essen. Das ist gar nicht möglich und dafür sind wir auch nicht gebaut, wie Ruediger Dahlke im Interview sagte. Der Mensch ist eher an Nahrungsmittelknappheit angepasst als an Überfluss. Jeder Körper funktioniert zudem anders.

Wir sprechen jedoch erst nach und nach darüber, weil immer mehr Menschen bemerken, dass ihnen der Überfluss nicht gut tut und immer mehr Verdauungsprobleme auftreten. Es wird im-

86 Shiva, Lüpke, 279
87 Assmann, 11

mer mehr gegessen und genommen, was gerade angeboten wird, ohne achtsam auszuwählen. So kann die Missachtung spezifischer Vorlieben zu einem leichten Unwohlsein, zu einem stärkeren Unwohlsein und dann womöglich zu einer Unverträglichkeit werden, wenn man nicht rechtzeitig reagiert.

Mir wurde während der Arbeit an diesem Buch von immer mehr Menschen gesagt, manchmal noch hinter vorgehaltener Hand: „Ich hab ja auch Magenprobleme, aber sag es keinem!"

So ist nach und nach nicht mehr jedes *Junkfood* in aller Munde, sondern die Diskussion darüber, und das ist gut so, denn wo diskutiert wird, wird auch reflektiert. Auf diese Weise bilden wir alle gemeinsam, und gleichzeitig jeder für sich, ein Bewusstsein dafür aus, was das Richtige ist. Dabei ist vor allem die Generationen übergreifende Diskussion hilfreich. Wenn Oma und Opa von früher erzählen, dann ist das keine romantische Geschichte, die sagt: „Früher war alles besser!" Nein, gar nicht! Es gab nicht immer alles, und nicht jede Ernte war üppig. Doch damit kann der Körper (eine gewisse Zeit) umgehen, dafür sind wir gebaut. Wenn zwischendurch der Fasteneffekt eintritt, ist das sogar richtig gesund, sagt Ruediger Dahlke. Die Gefahr dabei ist, dass man ins Mangeldenken rutscht. Das passiert natürlich schnell, vor allem wenn es ums Überleben geht. Genau deshalb war früher nicht alles romantisch und gut. Das ist das Leben. Es schreibt eine Geschichte, die den Kindern und Enkelkindern helfen kann, sich ein Bewusstsein zu bilden.

Wir formen so ständig unser Bewusstsein und zeichnen immer wieder ein neues Bild von der Ernährung. Wo meine Großeltern meiner Mutter noch voller Vorbehalte gegenüberstanden, als sie begann, sich vegetarisch zu ernähren, da isst meine Großmutter fünfundzwanzig Jahre später selber kein Fleisch mehr, weil sie erfahren musste, dass zu viel Fleisch zu einem Überschuss an Harnsäure führen kann. Das wiederum kann die Wohlstandskrankheit Gicht verursachen. Deshalb sieht sie plötzlich, dass Fleischessen auch ungesund sein kann. Man muss nur auf den eigenen Körper hören. Man verträgt eben nicht immer alles. Und manchmal muss sich der Geist durch eigene Symptome etwas Neuem öffnen.

Erst an dieser Stelle, wenn sich der Geist etwas Neuem öffnet, kann auch eine sinnvolle Diskussion stattfinden. Das heißt nicht, dass jeder das tun muss, was der andere macht. Es geht um eine sinnvolle Filterung im Austausch mit anderen. Das erfordert natürlich ein gewisses Maß an Selbstbewusstsein, und das gibt es nur, wo Ohnmacht und Empörung überwunden wurden.

Ohnmacht und Empörung sind eng mit Grausamkeit verbunden. Wo Tiere grausam behandelt werden, da empören wir uns und werden vielleicht auch in gewisser Weise ohnmächtig. Das war mein Schock, als ich geballt erfuhr, wie es in der Massentierhaltung zugehen kann. Doch ich bin aus dieser Ohnmacht wieder aufgewacht. Nur dann kann ich sinnvoll mit meiner Umgebung diskutieren. Das ist deshalb so entscheidend, weil nur daraus Veränderung stattfinden kann. Dazu muss ich einen Willen entwickeln. Ein starker Wille wächst aber nicht in der Ohnmacht.

Deshalb ist es so falsch, wenn fanatische Veganer mit dem Finger auf andere zeigen und sagen: „Du bist ein Täter!“ Jeder muss auf sich selber schauen, ein Bewusstsein für sich selbst entwickeln und einfühlsam mit der Umgebung diskutieren. So kann der Wille zur Veränderung Früchte tragen.

Die Ohnmacht eines Fanatikers kommt natürlich nicht von ungefähr. Das massenhafte Leid der Tiere in der Fleisch- und Milchproduktion kann man kaum fassen. Genau deshalb ist es oft so schwierig, über Ernährung zu sprechen. Deshalb schweigen viele Menschen lieber und genießen. Aber ist das wirklicher Genuss? Gehe ich so aufrichtig mit mir um? Diese Fragen stellte ich mir immer wieder. Wenn man einmal anfängt darüber nachzudenken, dann gibt es kein Zurück.

Es erfordert natürlich innere Kraft, um anzusehen, wenn Tiere wie Waren behandelt werden, völlig ohne Mitgefühl zu Abertausenden in fensterlose Hallen eingesperrt: Dann das Warten auf den Tod. Kann danach Genuss stehen? Wenn wir das einmal angedacht haben, dann gibt es kein Zurück. Deshalb stellen sich immer mehr Menschen die Frage, ob sie sich etwas aus Massenproduktion wirklich einverleiben wollen.

Vielleicht kann man aber auch einfach nicht denken, solange man isst, weil man genießen will. Aber genau hier liegt der Schlüssel. Wo es beim Essen nur noch um das Genießen geht, kann Leid geschehen. Essen muss immer auch eine Sache des Überlebens sein, und zwar des achtsamen Überlebens für alle Beteiligten. Diese Verantwortung ist uns als denkenden Wesen aufgetragen. Es gibt natürlich im Alltag immer Kompromisse, aber wir sind intellektuell durchaus in der Lage, nicht nur gedankenlos alles in uns hineinzustopfen.

Überfluss oder Mangel?

Ich bin im Schwabenländle aufgewachsen, weil meine Vorfahren väterlicherseits aus ihrem österreichisch-ungarischen Heimatland geflüchtet sind. Da gab es nur zwei Züge: Der Eine fuhr ins Schwabenland. Sie bauten sich dort eine neue Existenz auf. Sie verloren ihr Weingut in Ungarn an den Kommunismus, im neuen

Zuhause bauten sie ihr Gemüse selbst an und hielten Schweine und Hühner. Meine Großeltern führten später erfolgreich ein gutbürgerliches Restaurant. Das alles durch eine enorme Mangelsituation und harte Arbeit.

Meine Großeltern mütterlicherseits sind 1936 und 1937 geboren. Auch sie sind in der Zeit der totalitären Diktatur aufgewachsen, deren Machtverhältnisse unfassbares Leid hervorbrachten. Wir sind heute aufgerufen, uns an das zu erinnern, was geschah. Das geht nur, wenn die Kriegsgeneration spricht. Aber vielen Opfern fehlt es angesichts des Grauens an Worten, was Mangel bedeutet.

Ich kann mir heute, angesichts der befüllten Supermarktregale, gar nicht mehr vorstellen, was Mangel bedeutet. Bis man einen Blick dahinter wagt. Denn wo Überfluss ist, gibt es auch irgendwo Mangel. Bei uns hat der Mangel jedoch ein anderes Gesicht. Das liegt auch daran, weil sich die Täter-Opfer-Situation verändert hat. Der Mensch ist nicht mehr Opfer, er ist hauptsächlich Täter. Er hat, was er erschafft, und es liegt an ihm, wie er es verteilt. Die Ökonomie birgt in diesem Kreislauf große Gefahren. Wer aus Senfgas Insektizide herstellt, erschafft sich Mangel, keinen Nutzen. Es ist so, wie der Journalist Claus Kleber in seiner Dokumentation *Hunger!* sagt: „Auch Egoismus und Unterdrückung sind ein Gesicht des Hungers!“[88]

Also haben auch wir eine Mangelsituation, doch erkennt man das im heutigen Deutschland nicht, solange man der Werbung glaubt und die vollgestopften Supermärkte sieht. Wir können Quinoa aus Peru essen und sind satt; aber den Bauern in Peru nehmen wir dadurch ihr Grundnahrungsmittel; denn durch den

88 http://www.zdf.de/hunger-und-durst/hunger-und-durst-35344264.html, 25.07.2015

Export wird es so teuer, dass die Bauern sich ihr eigenes Getreide nicht mehr leisten können.

Deshalb muss bei uns an der Graswurzel etwas sprießen. Trends wie *Urban Gardening* weisen in eine richtige Richtung. Wer es nur irgendwie vermag, muss anfangen, selbst anzubauen. Wenn das nicht geht, dann können regionale Bauern vor Ort unterstützt werden.

So bietet der Mangel, wenn wir ihn denn sehen lernen, auch eine Chance. Hat nicht Not schon immer erfinderisch gemacht? Wenn wir wieder mehr ins Grüne gehen und unsere Nahrungsmittel genauer anschauen, können wir etwas ändern und uns vielleicht auch wieder ein Grundwissen über die Kräuter aneignen, die schon da sind und die wir uns holen können, wie es die Tessiner Köchin Meret Bissegger vormacht.

Wir müssen unsere Not wahrnehmen, unsere Körper zeigen es ja schon an, zumindest die der Allergiker und Intoleranten. Not ist immer die Chance zum Überleben und auch zur Heilung, und dabei können wir auf die Heilkräfte der grünen Kräuter setzen.

Überfluss und Mangel regulieren sich im Kleinen von selbst; und wenn wir alle noch besser darauf schauen, wo unsere eingekauften Produkte herkommen und was diese mit dem globalen Markt machen, dann haben wir heute, selbst global gesehen, die Chance auf Regulierung von Überfluss und Mangel.

Krankheit oder Hunger?

Dass wir etwas ändern müssen, das zeigen unsere Bäuche an. Doch das Bauchgefühl wird oft erdrückt, wo der Bauch zu dick ist. Es ist unser Überfluss, der uns nicht mehr klar sehen lässt. Wo Bauchschmerzen gar nicht mehr richtig wahrgenommen werden, ob als Symptom einer Krankheit, eines Hungergefühls oder einer emotionalen Angelegenheit, da muss etwas verändert werden.

Fereydoon Batmanghelidj sagt in seinem Buch *Sie sind nicht krank, Sie sind durstig!* wir könnten nicht einmal unseren Durst nach Wasser erkennen; denn die getäuschten Bäuche bekommen oft nur Softdrinks, wo eigentlich Wasser das richtige für sie wäre.

Dabei geht es um die Selbstwahrnehmung. Habe ich Hunger oder Durst; bin ich krank oder esse ich einfach das Falsche? Oft hilft es dann, einfach einmal einen Schritt zurückzutreten, anstatt gleich zum Kühlschrank zu rennen oder den Hausarzt zu konsultieren. Der kluge Hausarzt wird sagen: „Warten wir erst einmal ab!“ Das muss nicht immer der richtige Weg sein, kann aber durchaus die Selbstwahrnehmung fördern.

Doch das ist schwierig in einem Land des Überflusses. Ich muss nur jetzt im Moment, in dem ich an dieser Stelle des Manuskripts schreibe, einmal meine Ohren spitzen in die Tapasbar meiner Nachbarschaft, wo der Kellner jeden Abend in wundervollem Spanisch Pulpo und Vino Blanco anpreist. Auch wenn ich gar keinen Hunger habe, läuft mir jedes Mal das Wasser im Mund zusammen, einfach weil die spanische Kultur so genussvoll ist. Das stimuliert den Appetit.

Und das steigert sich bei mir noch, weil ich mit Pulpo eine besondere Kindheitserinnerung verbinde. Meine Eltern fuhren mit mir regelmäßig nach Korsika, dort gab es auf der Fähre immer

Tintenfischsalat. Ich erinnere mich an das Gefühl, wie die Saugnäpfe sich leicht an der Zunge festsogen, wenn ich sie dagegen drückte. Das zarte Fleisch des Fangarms und die zitronig saure Note des Kräuterdressings sind mir die wohligste Erinnerung an ein frühkindliches Nahrungsmittel. Am liebsten mochte ich die Spitze des Fangarms, weil sich die im Kochwasser so schön einrollt und einen Ring bildet. Das sind meine kindlichen Wahrnehmungen, die sich tief in meine Erinnerung gegraben haben und bis heute da sind. Daran kann auch eine pflanzliche Ernährung nicht rütteln.

Das zeigt, wie tief Gewohnheiten Appetit beeinflussen. Wenn ich nur das Wort Pulpo aus der Nachbarschaft höre, während ich am Schreibtisch sitze, ruft das ein Zunehmen an Spucke hervor.

Je öfter Appetitreize auftreten oder stimuliert werden, umso eher greifen wir zu einem Nahrungsmittel, obwohl wir ohne diesen Reiz keinen Hunger verspürt hätten. Zudem gibt es neben den schönen Reizen auch die falschen. Dort, wo die falschen Reize überhandnehmen, ist der Überfluss an Lebensmitteln eine Gefahr für das Bauchgefühl. Je öfter man jedoch bemerkt, um welche Art von Reiz es sich handelt – richtig oder falsch – desto mehr bildet man seine somatische Intelligenz aus. Wo der Reiz von außen einem negativen Gefühl entspricht, da ist es der falsche. An dieser Stelle kann Fernsehwerbung ein sehr fragwürdiger Reizauslöser sein. Wo im Zeitraffer Zwiebelringe, Tomatenscheiben und Burger auf Brötchen fallen, wird ein schädlicher Impuls gesetzt. Gesunde Nahrungsmittel bewirken dagegen eine kleine Umprogrammierung, so dass Fernsehwerbung gar keinen Impuls mehr bietet.

Selbst schlachten?

Lange Zeit dachte ich, ich bräuchte Fleisch zum Überleben. Mit dem Credo, Fleisch mache stark, wuchs ich auf. Das haben mir meine beiden Omas gerne und oft gesagt. Doch wo kommt mein Fleisch eigentlich her, und wer macht mir aus einem lebendigen Tier ein Nahrungsmittel? Kurz bevor ich zur Pflanzenesserin wurde, fragte ich mich immer öfter, ob ich das Tier auch mit eigenen Händen hätte schlachten können. Könnte ich einem Huhn den Kopf abhacken oder einen Fisch erschlagen, dann aufschlitzen und ausnehmen? Wie nahe kommt das Credo meiner Großmütter der Notwendigkeit des Todes? Ist der Tod wirklich notwendig? Oder anders gefragt, was ist wirklich notwendig, um stark zu sein und gesund überleben zu können?

Am Gymnasium war ich in der Bio-AG. Ich meldete mich einmal freiwillig, als es darum ging, ein Ochsenauge aufzuschneiden. Das müsste ich heute wirklich nicht mehr haben, zumal ich mich frage, wie weit ein Schüler dem Tod ins Auge blicken muss, wenn es um Forschungszwecke geht. Wäre es in einer Bio-AG pädagogisch nicht sinnvoller, zu zeigen, dass „Bio“ viel eher die grasende Kuh auf der Weide ist? Wir sahen stattdessen, wie ich Stecknadeln durch die äußere Haut des Ochsenauges führte, in ein Behältnis mit Wachsboden steckte und dann mit der Schere irgendwo entlang schnibbelte. Vögel schnitten wir auch auf, um sie nachher auszustopfen. An das Geräusch kann ich mich noch sehr genau erinnern, wenn ich der Meise das Hirn herauskratzte und an den Halswirbeln entlang schrabbte. Das Hirn musste durch den Hals entnommen werden: Mit einer Art scharfem Löffelchen in die geöffnete Bauchhöhle hinein, hoch durch den Hals und das Hirn herausgeholt. Man kommt dem Geruch des Todes hier sehr nahe: Der metallische Geruch der glatten Leber, der wiesenartig saure Geruch des noch halb gefüllten Magens und der eisige Geruch des festen, stillstehenden Herzens.

Doch ich war es nicht, die den Ochsen oder die Meise getötet hatte, das haben andere für mich erledigt. Wer, das weiß ich nicht. Ich habe damals nicht einmal gefragt, wo meine Biolehrerin die toten Tiere und Ochsenaugen her bekam. In Jonathan Safran Foers Buch *Tiere essen* stieß ich auf Buntstiftbotschaften von Schülern, die in einem Schlachthof hängen, die Foer zitiert und die ich so lieber nicht unterschreiben mag:

„Vielen Dank für die [...] Augäpfel. Es hat Spaß gemacht, sie aufzuschneiden und die Teile des Auges kennenzulernen!" „Sie waren zwar schleimig, aber ich hatte viel Spaß damit!" „Danke für die Augen!"[89]

Aus dem Schlachthaus also kommen die Augen – die sogenannten Schlachtabfälle. Solche Abfälle, darunter zählen auch noch andere Teile des Tieres, kommen aber nicht nur in die Wachsschale der Bio-AG-Teilnehmer, sondern auch ins Tierfutter, in Gelatine und andere Lebensmittel sowie in Kosmetika. Tierische Inhaltsstoffe sind so oft als E-Nummern getarnt.

An der Stelle desjenigen, der das Tier tötet, standen die meisten von uns wohl nie. Ein Fisch wehrt sich auch, flutscht uns im Bachlauf rasch durch die Hände oder zappelt wie verrückt am Angelhaken. Je größer das Tier, desto weniger genügen die bloßen Hände, um ihm Herr zu werden. Wenn wir es überhaupt töten wollen, um es zu essen. Die Tiere wehren sich, sie wollen leben, genau wie wir. Tiere wollen auch „Herr" ihres Lebens sein.

Wo dürfen wir ihnen diesen Willen brechen? Wo dürfen wir

89 Foer, 177

einem anderen Lebewesen das Leben nehmen, um selbst zu überleben? Wo ist es wirklich notwendig? Eine Kuh würde ja nicht einmal ihre Milch freiwillig hergeben, wenn wir sie nicht domestiziert hätten. Geschweige denn ihr Kalb oder sich selbst. Kein gesundes Lebewesen legt sich freiwillig unter die menschliche bewaffnete Hand, um zu sterben. Kranke Tiere, die sich nicht mehr wehren können, die sollten wir doch ohnehin nicht essen?

Das sind viele Fragen, auf die es vermutlich nicht so viele Antworten gibt. Aber die Frage nach dem Recht zu töten, die stelle ich nicht. Einfach deshalb, weil es darauf keine Antwort gibt. Viele Philosophen haben schon um eine Antwort gerungen. Das Problem dabei ist: Viele von ihnen waren Fleischesser. Ich denke, kein Fleischesser wird das Fleischessen philosophisch rechtfertigen können. Wer das versucht, der wird sich in Paradoxa verstricken.

Ob oder wann wir das Recht haben, ein Tier zu töten? Von Recht kann da wohl keine Rede sein. Immer wieder wird diese Frage gestellt, weil der Fleischesser anscheinend seinen Konsum rechtfertigen zu müssen glaubt. Warum? Das sollte er nicht müssen. Welche Frage er jedoch reflektieren sollte, ist die: Wie wird das Tier behandelt und getötet? Geschieht es Auge in Auge in freier Wildbahn oder in kränkelnder, elender Gefangenschaft?

Auch wenn oder gerade weil es auf die Frage nach dem Recht nie eine Antwort geben wird, gehört das Fleischessen zu unserer Kultur. Einfach weil der Mensch in freier Wildbahn sich einst dazu entschieden hat. Vielleicht war diese Entscheidung gar keine bewusste Entscheidung. Vielleicht war es der pure Überlebenswille, den wir alle haben. Vielleicht war es in früheren Zeiten nicht opportun, viel über Emotionen nachzudenken, wenn eine Großmutter der Henne den Kopf abhackte, weil sie ihre Familie ernähren musste. Immerhin hatte die Henne von einst ja noch ein bewegtes Leben. Sie hatte so viel Platz wie sie wollte, konnte ein Nest bauen oder auch mehrere Nester, konnte sich paaren, wann sie wollte, konnte flattern, picken und so viel fressen, wie sie wollte. Irgendwann kam dann der Mensch, fing sie ein, sie flatterte und schrie, bis das Beil dem ein Ende bereitete. Gerupft wurde sie von der Großmutter ganz geduldig, sobald auch der Rumpf aufhörte, über den Hof zu rasen. Ihr Körper konnte eine ganze Familie ernähren. Philosophische Gedanken oder Emotionen oder gar die Frage nach dem Recht hatten da einfach keinen Platz. Die Familie hatte zu essen und gut – oder auch nicht gut.

Weil es heute eher nicht mehr gut ist, sollten wir nachdenken, und das müssen gar nicht einmal philosophische Gedanken sein. Wo ein Huhn keinen Platz hat, um sich zu bewegen, wo es als „Bio" gilt, zehn Hühner pro Quadratmeter zu halten, da läuft etwas falsch. Und zwar nicht nur emotional. An dieser Stelle sollte sich die Frage nach dem Recht regen, denn das Recht kann hier per Gesetz viel bewirken. Ein wirkliches Recht zur artgerechten Behandlung von Tieren fehlt noch immer, weil der Konsument gerne viel Fleisch essen und dies möglichst billig erwerben möchte. Das ist den Konzernen nur recht, daraus können sie etwas machen. Platz abknapsen, das ist vom Schreibtisch aus leicht. Erst wenn Skandale die Öffentlichkeit erschüttern und die Medien auf das Thema anspringen, wird ein wenig am Gesetzeswerk gebastelt. So ist die Käfighaltung in der EU seit 2012 verboten, aber wirklich artgerechten Platz haben die Vögel nicht. Wie auch, bei fünfzig Milliarden „Geflügel", das jedes Jahr weltweit produziert wird?[90]

---

90 Anzahl der Vögel in Geflügelfabriken weltweit, aus: Foer, 160

Doch wo führen uns die Konsequenzen hin? Darüber müssen wir nachdenken. Wir züchten massenhaft Geflügel, das nicht mehr fliegen, das nicht einmal mehr stehen kann, weil die große Brust es vorneüber zieht. Es gibt Geflügel, das völlig gestresst in ohrenbetäubendem Gegacker, ohne natürliche Kommunikation, nur teilweise befiedert oder nackt und verwundet, apathisch und orientierungslos in riesigen Hallen leben muss – und das ist eher die Regel als die Ausnahme. Kann unser Überlebenswille das noch rechtfertigen? Ist das überhaupt noch ein Überlebenswille? Fünfzig Milliarden behindertes Geflügel, dem das wichtigste Tastorgan (die Schnabelspitze) in der konventionellen Haltung einfach abgeschnitten wird, weltweit in oft fensterlose Räume gesperrt und konventionell nach ungefähr fünfunddreißig bis vierzig Tagen geschlachtet wird – dient das noch dem Überleben des Menschen? Ist das noch zu rechtfertigen?

Dient solches unnatürlich hochgezüchtetes Fleisch wirklich noch dem Credo: Fleisch ist ein Stück Lebenskraft? Ich fand während meiner Recherchen heraus, dass sich immer mehr Menschen diese Frage stellen und zurück zu einer ursprünglicheren Ernährung finden. Da ist es für einen Fleischesser durchaus konsequent, wenn er auch einmal darüber nachdenkt, ob er sein Huhn selbst schlachten könnte. Kann ich einem Huhn den Kopf abhacken und es danach essen?

Aber wo nehme ich das Huhn her, wenn ich mich ursprünglich ernähren will? Ein ursprüngliches Huhn, gibt es das überhaupt noch? Da denkt man an Bio-Hühner, doch von „bio“ kann auch bei denen oft keine Rede mehr sein.

Massenhaft verbreitet sind Hybriden, die möglichst schnell wachsen müssen und deshalb unter allen möglichen Deformationen leiden. Auch Bio-Hühner und sogar Demeter-Hühner sind

Hybriden![91] Der Unterschied liegt hier in der Haltung, aber das genetische Ausgangsmaterial gehört einem Konzern.[92] Der Agrarbiologe Clemens G. Arvay schreibt in seinem Buch *Friss oder stirb*:

„In der Werbung der Lebensmittelkonzerne werden diese herkömmlichen, agrarindustriellen Hybridlinien dann als *braun gefiederte Bio-Rassen* bezeichnet." Doch sind das keine Rassen, sondern „Hybridlinien, die auf hohen Fleischansatz gedrillt und für die konventionelle Agrarindustrie designt sind. [...] Konventionell wie biologisch werden dieselben Geflügelzüchtungen eingesetzt."[93]

Die Merkmale dieser Hybriden sehen so aus: „Hybriden haben die Fähigkeit zur genetisch stabilen Reproduktion verloren und können daher nicht als Rassen angesehen werden. Biologisch sowie konventionell wirtschaftende Bäuerinnen und Bauern sind darauf angewiesen, die Tiere immer wieder aufs Neue von der Agrarindustrie zu kaufen. [...] Hybriden weisen starke Verhaltensabweichungen im Vergleich zu ihren reinerbigen Vorfahren auf. Dies ist von der Industrie teilweise sogar gewünscht. So lässt sich beispielsweise der Tag-Nacht-Rhythmus einer Hybrid-Legehenne durch künstliche Lichtprogramme manipulieren. Vor allem im Geflügelbereich werden bei Hybriden mehr und mehr Verhaltensstörungen beobachtet. Tiere aus Hybridzucht weisen aufgrund des ökonomischen Zuchtziels „Leistungssteigerung" körperliche Degenerationen auf, die ihnen das Leben erschweren. Typisch sind beispielsweise Lahmheiten und Taktfehler beim Gehen sowie ungünstige Verschiebungen der anatomischen Proportionen.

91 Arvay, 49; 55
92 Ebd., 51
93 Ebd., 52

Tierschützer sprechen oft von der sogenannten „Qualzucht". Durch die Verdrängung „echter" reinerbiger Rassen lässt deren Leistungsfähigkeit mehr und mehr nach, da die Tiere ökonomisch nicht mehr interessant sind und keine Rassenpflege mehr stattfindet. Dadurch rasselt ihre wirtschaftliche Attraktivität immer weiter in den Keller – ein Teufelskreis. Alte Rassen verschwinden und mit ihnen nimmt der genetische Unterbau der Tierzucht rasant ab. Sind die Rassen erst verschwunden, können sie nicht wieder „rekonstruiert" werden. Durch den Verlust der Rassenvielfalt in der Landwirtschaft gehen nicht nur ein genetischer Schatz und ein kulturelles Menschheitserbe verloren, sondern wir geben auch die Möglichkeit auf, ökologisch angepasste und standortgerechte, widerstandsfähige Tiere zu halten. Hybriden sind anfälliger für Krankheiten und brauchen oft Antibiotika. Hinzu kommt die intensive Haltungsform, die die Verbreitung von Erregern in der Herde fördert. Aus diesem Grund sind Antibiotika auch im Bio-Bereich erlaubt und werden dort eingesetzt."[94]

Wäre es angesichts dessen nicht vielleicht sinnvoller, die Frage zu stellen, ob man sich, statt ein Huhn selber zu schlachten, nicht vielleicht um die Erhaltung der alten Rassen kümmern sollte?

Das große Grauen

Mehr als 95% des Fleisches, das wir essen, stammt aus Massentierhaltung. Die gibt es seit Beginn des 19. Jahrhunderts und wurde Mitte des darauf folgenden Jahrhunderts intensiviert. Da wurde dem Huhn, das einst genug Platz hatte, nach und nach

94 Ders., 52ff

jeglicher Lebensraum genommen. Erst wurden ihm die Flügel gestutzt, und jetzt hängen Milliarden davon kopfüber an Haken in Schlachtstraßen. Darunter stehen billige Arbeitskräfte, keine liebenden Großmütter und Metzger, die genug Zeit haben, das Huhn rundum auf seine Gesundheit zu überprüfen. Wobei Gesundheit mit der Massentierhaltung ja ein relativer Begriff wurde, wenn das Huhn zeitlebens nicht einmal flattern, gehen oder stehen konnte. Ist es da eine zynische Schlussfolgerung zu denken, dann ist es ohnehin egal, wenn der Fleischbeschauer nur noch wenige Sekunden pro Vogel Zeit hat, um Körper und Organe nach Anomalien abzusuchen? Sekunden! Da kann man sich vorstellen, dass bei mehrheitlich deformierten Tieren auch andere Deformationen am Fleisch oder in den Organen, die in zwei oder drei Sekunden wohl kaum aufgeschnitten werden können, gar nicht entdeckt werden.

Wo eine Großmutter einst summend auf dem Hof saß, mit dem Huhn auf ihrem beschürzten Schoß und Federn um sich herum verteilt, sind heute andere Leute am Werk. Aber nicht auf dem Hof, sondern in einer Fabrikhalle, in der die Maschinen summen. Wie manche Arbeiter in einer Fabrik Teile für einen Ford zusammenschrauben, rupfen andere Arbeiter den Hühnern am Fließband die Federn aus. Dabei ist an diesem Fließband das Hühnerrupfen vielleicht noch der harmlosere Job, denn wir essen ja nicht nur fünfzig Milliarden Geflügel weltweit. Da gibt es noch Schweine und Rinder, deren Gewicht das des Menschen um einiges übersteigt. Von denen kann der Hühnerstopfer nicht in halsbrecherischer Akkordarbeit Hühner in Kisten packen und stopfen, ohne darauf zu achten, wie viele der Hälse heil bleiben. Schweine und Rinder sind stärker, und da kommt es schon einmal vor, dass sie den Arbeitern Knochen brechen.

Welchen Horrorfilm produzieren wir da eigentlich als Konsumenten? Wir Konsumenten sind Geldgeber von Vorgängen, in denen nicht nur die Tiere leiden. Das beginnt schon mit der ursprünglicheren Art des Fleischessens, der Schlachtung für Eigenbedarf, und endet in der Tierhölle. Ich führe im Folgenden nur ein paar wenige Bilder vor. Wer es innerlich verkraftet, der möge weiterlesen.

Sowohl meine Eltern als auch meine Großeltern haben mir von dem großen Leiden berichtet. Wenn ein Schwein zur Schlachtbank geführt wird, weiß es das. Es kreischt um sein Leben. Wenn meine Urgroßeltern in Anwesenheit eines Metzgers früher ein einzelnes Schwein für den Eigenbedarf geschlachtet haben, geschah das so achtsam wie möglich. Aber es handelte sich trotzdem um einen grausamen Akt, bei dem einiges an Gewalt angewendet werden musste. Die Schreie, das erzählten mir alle, die vergisst man nie. Als meine Mutter in Kindertagen verstanden hatte, es war das Schwein, das da auf dem Teller lag – das Schwein, das sie im Todeskampf kreischen hörte, da legte sie die Fleischgabel nieder. Sie litt mit diesen Tieren und wollte sie nicht mehr essen. Die Konsequenz zog sie schon als Kind: Fleisch war für sie von da an kein Nahrungsmittel mehr.

–

Ein Verwandter von mir hat in einer Großschlachterei gearbeitet, in der auch Rinder verarbeitet werden. Er hat den schweren Job wieder aufgegeben, weil er es körperlich nicht schaffte, so sagt er. Über Emotionen spricht er nicht.

–

Jonathan Safran Foer berichtet in seinem Buch *Tiere essen* über Schlachthausarbeiter, die so weit körperlich geschädigt und mit chronischen Schmerzen belastet sind, dass sie ihren eigenen Alltag nicht mehr alleine bewältigen können.[95]

–

Will Tuttle berichtet in seinem Buch *Ernährung und Bewusstsein* „von Arbeitern, die von Rindern erdrückt wurden, Verbrennungen durch Chemikalien erlitten, sich Stichverletzungen zuzogen, Knochenbrüche erlitten, Fehlgeburten hatten oder von der Hitze, dem Arbeitstempo und den Dämpfen in Ohnmacht fielen".[96]

–

Ein Stecher berichtet: „Sie sagen, dass Du da unten in der Schlachtgrube aggressiv wirst von dem Blutgeruch. Das stimmt. Du denkst, wenn das Schwein mich tritt, dann werd' ich es ihm heimzahlen. Du bringst es ja sowieso um, das Schwein, aber das reicht nicht. Es soll leiden. Wenn Du an ein lebendes kommst, denkst Du, oh Klasse, dem Scheißer werd' ich's zeigen. Noch was passiert: Du interessierst Dich nicht mehr für die Sorgen der Leute. Ich war vorher sehr einfühlsam mit den Problemen der Leute, hatte immer ein offenes Ohr. Nach einer Weile stumpfst Du ab. […] Es ist dasselbe mit so 'nem Tier, das dich annervt, bloß, dass das bei Dir in der Abstechgrube ist und Du kannst es tatsächlich abmurksen. Aber Du willst es nicht nur umbringen, Du gehst voll zur Sache, stichst richtig fest zu, haust ihm die Luftröhre weg, lässt es in seinem Blut ersaufen. Brichst ihm die Nase. Vielleicht läuft ein lebendes Schwein in der Schlachtgrube rum. Es schaut mir zu beim Abstechen. Und dann nehm' ich einfach mein Messer und – zack – stech' ihm ein Auge aus, wie es da so sitzt. Und das Schwein kreischt los."[97] –

---

95 Foer, 155

96 Eisnitz, 172; 174; 271; 274; zitiert aus: Tuttle, 223

97 Eisnitz, 92f.; zitiert aus: Tuttle, 223

Hat man einmal Sequenzen aus diesem Horrorfilm gesehen, vergisst man sie nie wieder. Auch wenn man die Todesschreie eines Schweines noch nie mit anhören musste, allein die Vorstellung davon befördert das Unbehagen des Fleischessers und vergrößert es mit jedem Male, wo es nicht mehr allein der Schrei eines Schweins in ländlicher Nutzhaltung für den Eigenbedarf ist, sondern wo es die Schreie von Milliarden Schweinen in industriellen Schlachthäusern sind.

Aber wirklich begreifen kann *das menschliche Bewusstsein* den Todeskampf nicht, heißt es in einem weiteren Bericht. Denn was bei dem Überlebenskampf an Gedankenformen der Verzweiflung erzeugt werden, kann sich vor seinem Teller niemand auch nur annähernd vorstellen:

„Das Brüllen des Großviehs [...],
das gegen seinen Willen in die Tötebox getrieben wird,
seinen verzweifelten Kampf,
den nachhallenden Knall des Bolzenschussapparats,
den dumpfen Schlag, wenn es schwer zu Boden fällt,
die Hufschläge gegen Metall,
das Stöhnen der Sterbenden,
das Kreischen der Flaschenzüge und Quietschen der Ketten,
das Zischen der hydraulischen Steuerung,
das Herumspritzen des Bluts, das sich wie Wasser aus einem Gartenschlauch anhört, das auf Zement fällt.
Es kann den Geruch von Exkrementen und Schweiß, Blut und verwesendem Fleisch und Organen nicht riechen.
Es kann die absolute Todesangst und Panik nicht fühlen.
Es weiß nichts von dem absoluten Willen einer jeden Lebens-

form, wie wahnsinnig, verzweifelt und vergebens an ihrem Leben festzuhalten.
Der menschliche Geist kann sich das Innere eines Schlachthofs nicht vorstellen."[98]

Angesichts dieser Bilder sollten wir uns Gedanken darüber machen, was unser Bewusstsein fassen kann oder was wir fassen wollen. Vielleicht ist es auch ein gewisser Schutz, dass wir nicht alles begreifen können. Aus diesem Schutz resultiert, dass der Konsument weiter Fleisch essen kann; und aus diesem Schutz resultiert, dass der Schlachter weiter schlachten kann.

Aber vielleicht ist genau dieser Schutzraum auch die Basis für ein Umdenken. Wir können uns darin klar darüber werden, ob wir wirklich weiter Produzenten und Regisseure eines Horrorfilms ohnegleichen sein wollen. Ob wir wirklich weiter in unserem Schutzraum sitzen wollen, aus dem heraus wir Leid verursachen, das wir gar nicht fassen können. Eben weil wir sind, wo wir sind. Dazu muss nicht jeder Mensch Veganer werden. Aber wir können den Fleischkonsum so weit verringern, dass nicht zweimal am Tag Wurst auf dem Brot und einmal am Tag ein Stück Fleisch auf dem Teller liegt – und das möglichst billig.

Wer jedoch meint, er müsse weiterhin viel billiges Fleisch essen, der sollte sich zumindest den Horrorfilm, den er mit produziert, angucken. Insofern ist auch dieses Buch ein Manifest. Aber ich finde, nicht alle müssen konsequent bis in die Haarspitzen hinein sein und nur noch veganes Shampoo verwenden.

98 Laura Moretti, „Another Death in the Family", The Animals Voice: Of Animal Rights and Its Defenders, www.animalsvoice.com/PAGES/home.html; zitiert aus: Tuttle, 217f.

Wer Fleisch isst, finanziert den Schauplatz und bestimmt indirekt die Art der Schlachtung mit. Je billiger das Fleisch, desto weniger Raum bleibt für das Leben des Tieres. Je billiger das Fleisch, desto mehr Leid und Grausamkeit. Umso schneller muss der Stecher arbeiten und umso schneller muss der Blick des Fleischbeschauers über den Schlachtkörper und die inneren Organe hetzen. Das Industriewerk tötet quasi im mikroskopischen Sekundentakt und schickt das Fleisch konsequenterweise immer gestresster, geängstigter und kränker zum Konsumenten.

Essen müssen wir alle. Aber muss ich auch töten, um zu essen? Lasse ich das andere machen und bestimme durch den Preis, den ich dafür bezahle, wie viel das Tier und auch die Arbeiter leiden? Was kann ich tun und was ist wirklich notwendig?

Fleisch zu essen, steckte einmal im Bewusstsein vom Überleben. Aber heute? Ist es heute die Art und Weise wie man überlebt? Die Lust auf Fleisch ist da, auch wenn es angesichts des geschilderten Horrorgeschehens abartig erscheint. Wie kommen wir aus diesem Dilemma heraus?

Ginge es wirklich *um die Wurst* – um das wirkliche Überleben, könnten dann mehr Menschen Tiere töten, wenn man nichts anderes zu essen hat und einem das Töten keiner abnimmt? Oder gäbe es dann auch Menschen, die sagen, nein, ich sterbe lieber, als dass ich das Tier töte? Eher nicht. Oder gäbe es dann mehr Menschen, die sagen, nein, ich kann auch durch das Pflanzenessen überleben? Das schon eher. Das ist genau genommen zwar auch eine Art des Tötens – nur kann die Pflanze mich nicht ankreischen. Aber genau das müssen wir alle akzeptieren: Der Tod gehört zum Leben! Wollte ich nicht töten, wäre ich kein ehrlicher Teil des Lebens und müsste vielleicht als Frutarier warten, bis mir mein Apfelbaum seine Früchte vor die Füße spuckt. Im

Grunde genommen dürfte ich dann keinen Fuß auf die Erde setzen, weil ich mit jedem Schritt auf Mutters Erde mikrobielles Leben zermalme.

Solch über die Maßen konsequentes Handeln ginge durchaus in die falsche Richtung. Richtig ist hingegen, das Leben im Gleichgewicht zu halten. Wenn man achtsam im Gleichgewicht leben will, muss man im Kreislauf des Lebens auch den Tod anerkennen. Doch es ist die Frage, wie dieser Tod aussieht. Was kann ich wirklich tun und was ist wirklich notwendig – diese Frage sollten wir uns alle angesichts des geschilderten Horrors stellen.

Oft essen wir einfach so, wie wir es zu Hause gelernt haben, weil wir unendlich viele Entscheidungen zu treffen haben, wenn wir ein Stück Fleisch essen wollen. Doch ist das angesichts der intensiven Tierhaltung einfach nicht mehr tragbar. Gesundheitlich nicht und emotional nicht. Für uns selbst nicht, für die Tiere nicht und nicht für diejenigen Menschen, die in der Nähe von Massentierhaltungsbetrieben leben, und auch nicht für unsere Kinder und Kindeskinder.

Wir haben die Grenzen des Tragbaren schon längst überschritten. Die Scheiße, die dieser Horrorfilm abwirft, kann die Felder schon lange nicht mehr düngen. Sie vergiftet die Erde und die Luft. Das Leben von Mensch und Tier ist schon lange aus dem Gleichgewicht geraten. Da genügt es nicht mehr, nach Gewohnheiten zu essen oder nach religiösen Speisegesetzen, man muss schon schauen, in welchem Mist die Hufe haben stehen müssen oder ob der Fisch vielleicht deshalb nicht mehr richtig schmeckt, weil er in seinem eigenen Kot vegetieren musste.

Es hilft auch nicht mehr, dass in der Bibel steht: Macht Euch die Erde untertan und herrscht über die Tiere! Müssen wir wirklich eine Terrorherrschaft daraus machen? Kann Herrschaft nicht auch eine mentale Souveränität sein? Vielleicht hat der Autor dieses Zitats ja auch gemeint: Ich schenke Euch Vernunft, Emotionen und die Möglichkeit zur Reflexion! Aber der freie Wille macht es am Ende aus, ob wir wieder einmal unsere Fehlerhaftigkeit zeigen, indem wir unsere Souveränität ignorieren und systematisch lebendige Geschöpfe misshandeln.

Warum mussten wir überhaupt sesshaft werden und Tiere als Nutztiere halten und züchten? Der frühe Mensch, der noch jede Nahrung selbst jagen und schlachten musste, der wusste, was dabei an mentalen und körperlichen Kräften verlangt wurde. Er musste schnell schauen, ob es sich lohnte, es zu jagen oder nicht. Wo wir heute nur noch Schnäppchen jagen, ist diese Entscheidung schön kompliziert geworden. Es ist keine intuitive Sache mehr. Wurst mit Gesicht oder ohne, Fleisch fettreich gezüchtet oder nicht. Wer wirklich jagt und schlachtet, hat intuitiven und ehrlichen Respekt, denn er hat dem Tier in die Augen geschaut. Wer hingegen töten lässt und von dem weiten Weg der Produktion so weit in eine Rolle eines Konsumenten abgedrängt wird, will lieber nicht, dass das Fleisch ihn vom Teller aus noch anschaut.

In freier Wildbahn waren sich Tier und Mensch ähnlich durch die Notwendigkeit des Überlebens. Beide wollten überleben, und der Stärkere wird es auch. Doch kann dieses Gesetz auch noch für die Massentierhaltung gelten? Was ist das für eine Stärke, wenn wir nach erfolgreicher Schnäppchenjagd das Fleisch in den Warenkorb legen? Sind wir wirklich noch die Stärkeren und werden wir wirklich so überleben können?

Vielleicht ist es genau diese Macht, die wir einsetzen können, um dem Horrorfilm ein Ende zu bereiten. Wenn wir noch Fleisch essen wollen, sollten wir unser Geld dorthin geben, wo es weniger Leid verursacht – viel weniger, sehr viel weniger.

Selbst schlachten, das kann und muss nicht jeder, aber hinschauen, was wirklich geschieht, das kann jeder. Solange die Massentierhaltung in der schnellen Verarbeitung von fühlenden Lebewesen Leid, Krankheit und massenhaften Tod hervorbringt, ist es notwendig, anders zu handeln. Wir müssen die Konsequenzen unseres Handelns sehen, den Horrorfilm anschauen und unserem Unbehagen entsprechend moralischer handeln, als wir es bisher tun.

Intimität bewahren

Oft dienen jedoch die Produkte aus dieser grausamen Produktion dafür, etwas zu kompensieren. Warum trinken wir Muttermilch einer anderen Art und wenden dafür Gewalt an, um an dieses Produkt zu kommen? Hier wird die zärtlichste Intimität zwischen Mutter und Kind verhindert oder zerstört.

Wer Leid produziert, sich das aber nicht anschauen kann, weil er es nicht erträgt, der hat zwei Probleme des Verdrängens: Die Produktion tierischer Nahrungsmittel und die eigenen Probleme werden gleichermaßen verdrängt. Beides speist sich gegenseitig als negative Kraft, und daraus resultieren körperliche Symptome. Wer also nicht selber schlachten könnte oder sich den Horrorfilm nicht anschauen kann, der sollte sich auch kein tierisches Produkt einverleiben oder nur ganz wenig aus guter Haltung. Denn wo Denken und Handeln nicht übereinstimmen, läuft etwas grundlegend falsch.

Angesichts dessen, dass die Massentierhaltung mehr als 95 % der Produktion ausmacht, birgt das eine enorme negative Kraft. Der Quantenphysiker Hans-Peter Dürr schreibt in seinem Buch

Geist, Kosmos und Physik: „Die zeitweilige Unfähigkeit, unser Handeln mit dem angemessenen Denken in Einklang zu bringen, könnte angesichts der entfesselten Einwirkungspotenziale die Menschheit leicht aus der Evolution katapultieren.“[99]

Jeder hat mit seiner Kaufkraft sehr viel Macht, und darüber wirken wir auf die Materie ein. Wenn hinter dieser Einwirkung verdrängte Probleme stehen, manifestieren diese sich über die Handlung. Das Resultat sind körperliche Symptome bei Tier und Mensch. Isst man dann diese Symptome noch mit Milchspeisen und Fleisch, potenziert sich die Symptomatik – und genau das kann uns aus der Evolution katapultieren.

Wo wir die Erde und die Tiere ausbeuten, zerstören wir die Schöpfung. Da fehlt uns der sozial-liebevolle oder intime Bezug nicht nur zu uns selbst. Da ist am Ende keine positiv nährende Beziehung mehr möglich, sondern wir nähren eine negative koevolutive Spirale, das ist der Beginn einer Abhängigkeit, einer Sucht. Fangen wir erst einmal an, unsere negativen Handlungen zu verdrängen, müssen wir auch das wiederum nähren, um es ertragen zu können. Das funktioniert materiell über die Produkte der Verdrängung, durch die Muttermilch einer anderen Art und deren Körper. Es ist durchaus so, dass der Darm die moralischen Gedanken beeinflussen kann.[100] Was der Darm kann, kann das Bewusstsein schon lange: Wo erstohlene Muttermilch durch den Darm gluckert und womöglich das Fleisch eines Kälbchens im Magen liegt, da hat diese Mischung erheblichen Einfluss auf die Moral. Die Folge davon ist ein Unbehagen in unterschiedlichen Schattierungen, die zwischen unbewusst und bewusst liegen.

Ganz bewusst können wir hier an den Verhaltensweisen anset-

99 Dürr, Geist, Kosmos und Physik, 17
100 Enders, 134

zen und die Spirale so positiv formen, indem wir nicht die süchtige Abhängigkeit nähren, sondern nach dem Positiven suchen. Wir können neue Verbindungen schaffen, um uns richtig zu ernähren. Dabei genügt für den Anfang schon die Überwindung unpersönlicher Strukturen finanzorientierter Waren. Das erreichen wir bereits, wenn wir auf dem Markt einkaufen oder den Bauern aus der Nachbarschaft unterstützen. Das schafft Stabilität und irgendwann auch Intimität, weil wir uns aufrichtig mit dem Produkt verbinden können und durch diesen wahrhaftigen Konsum die Kälber wieder an den Zitzen ihrer Mutter saugen dürfen. So bekommen wir einen konkreten Bezug zum Hersteller und zum Nahrungsmittel und erschaffen eine Möglichkeit, die Intimität der Natur zu bewahren. Wir ernähren uns dadurch wieder positiv und lebendig. Wir verbinden uns aufrichtig und stabil mit dem Leben, anstatt eine Ware daraus zu machen. So sagte auch Hans-Peter Dürr:

„Um die natürlichen Lebensgrundlagen nicht weiter zu destabilisieren, brauchen wir ökonomisch geschlossene Produktions- und Stoffkreisläufe und eine entsprechende Minimierung ökologischer Risiken. Wir müssen so handeln, dass Lebendigkeit vermehrt wird und vielfältig erblüht. Wir können uns darauf verlassen, dass diese Kraft in uns wirkt. Denn die Allverbundenheit, die wir Liebe nennen können und aus der Lebendigkeit sprießt, ist in uns und in allem anderen von Grund auf angelegt.“[101]

Wenn wir am Ende transparente, regionale und einfach nahe Produktionskreisläufe haben, ist das Ende kein Ende, sondern ein neuer, ganz intimer Anfang, dessen Lebendigkeit die Weiblichkeit nicht durch Milchtrinken einer anderen Art unterdrückt

101 Dürr, Lüpke, 79

und dadurch Probleme kompensiert, sondern Leben bewahrt und schätzt.

Männlich und Weiblich

Selbst zu schlachten, würde bedeuten, die rohe Männlichkeit auszuleben. Dass nicht alle das können, ist ein gutes Zeichen, denn das bedeutet, dass auch von der produktiven weiblichen Seite etwas da ist. Diese zeigt sich ursprünglich in Kräuterwissen, im Sammeln von Wildkräutern und Beeren, im Hüten des Samengutes, in der ganzen Ernährung der Familie. Doch bewahren konnten wir uns das in unserer Tradition nicht vollständig. Durch die Verfügbarkeit von Lebensmitteln in Supermärkten ist einiges an Weiblichkeit verloren gegangen, darunter der Bezug zur Natur.

Doch ohne den können wir uns nicht richtig ernähren. In der Antike waren die Geschlechterrollen so verteilt, dass die Frau den Bezug zur Natur ganz innig lebte, ja leben musste, wenn sie ihre Familie durchbringen wollte. Das hat sicherlich nichts mit einem nostalgischen oder gar romantischen Bild zu tun. Es ist ein Bild des Überlebens, das in der antiken Form für uns heute vielleicht auch ein wenig mystisch anmutet:

„Die Antike hatte die wichtige Wahrheit begriffen, die von den nachfolgenden Epochen allzu lange missverstanden wurde. Um ihre Aufgaben als Ehefrau und Mutter wirkungsvoll zu erfüllen, bedarf die Frau einer speziellen Unterweisung und Einweihung, einer rein femininen, allein der Frau vorbehaltenen Initiation. Diese gab es in Indien, als in vedischer Zeit die Frau Priesterin am häuslichen Herd war. In Ägypten reichte sie auf die Mysterien der Isis zurück. Orpheus richtete sie in Griechenland ein.

Bis zum Ende des Altertums blühte sie in den Tempeln der Juno, Diana, Minerva und Ceres. Diese Einweihung umfasste symbolische Riten, Zeremonien und nächtliche Feste sowie spezielle Unterweisungen, die sich mit den intimsten Dingen des Ehelebens befassten und von älteren Priesterinnen oder dem Hohepriester gegeben wurden. Man gab Ratschläge und Richtlinien hinsichtlich der Beziehung der Geschlechter."[102]

Es ist heute nur noch ein mystisches Bild und schwer vorstellbar. Was wir aber deutlich sehen: Der Bezug zur Natur ist so nicht mehr da. Deshalb fehlt er auch zu uns selbst, denn Mensch und Natur gehören zusammen. Wir müssten eine direkte Synthese leben. Das heißt auch, einmal mit den Händen Samen ausbringen.

Wir leben jedoch getrennt von der Natur in der Stadt. Außerhalb der Stadt ist die Plantage für das Obst, woanders der Acker für das Gemüse, der Acker für das Viehfutter, die Halle für die Tiere und nochmal woanders liegt das Schlachthaus. Die meisten Menschen in der Stadt sehen allenfalls durch die Medien, wo ihr Futter herkommt, wenn überhaupt. Geschweige denn, dass wir unsere Tomaten vom selbst gezogenen Stock ernten würden.

Wenn wir einen Bezug zur Natur und zu uns selbst verspüren, können wir gar nicht so etwas wie Massentierhaltung anfangen. Dabei spielt die Frau mit ihrer unendlichen Liebe eine wichtige Rolle, mit ihrer Fähigkeit zu gebären und zu schöpfen. Der antike griechische Philosoph Pythagoras sagte: „Ehre die Frau auf Erden und im Himmel, denn sie lässt uns die [...] erhabene Frau, die Natur begreifen. Möge sie deren heiliges Bildnis sein und uns helfen, stufenweise zu dieser großen Seele der Welt emporzusteigen, die gebiert, erhält und erneuert."[103]

---

102 Schuré, 307f.
103 Schuré, 271

In unserer künstlichen Welt ist das Defizit gegeben, dass wir die Verbindung zur Natur nicht haben. So ackert die Frau in der künstlichen Welt auf einem anderen Feld, um Karriere zu machen. Dadurch steht sie immer mehr unter Stress. Die Aufgabe als Samenhüterin fällt dabei in die Hände von Konzernen wie Monsanto. Die Welt wird immer männlicher durch diese Art Landwirtschaft und trennt sich vom Körper des Menschen. Das hat selbstverständlich Auswirkungen auf unsere Gesundheit. Ruediger Dahlke spricht hier von der Übersäuerung des Körpers:

„In unserem Blut muss, um das Überleben zu sichern, jenes Gleichgewicht, das sich im Lauf der Evolution eingependelt hat, gewährleistet bleiben. Im Gewebe ist dies aber bei vielen schon längst nicht mehr der Fall. In unserem Organismus ist einiges in Richtung des weiblichen Pols verschoben, um das Leben zu erhalten. Ähnlich wie das Herz ein wenig nach links zu weiblichen Seite gerückt ist und unsere Geschlechtschromosomen zu 75% aus weiblichen X-Chromosomen bestehen und nur zu 25% aus männlichen Y-Chromosomen, liegt auch der pH-Wert nicht genau bei 7, also in der exakten Mitte zwischen 1 und 14, sondern bei 7,4. So wäre es also sicher kein Problem, wenn das Spektrum unserer Nahrung etwas zum Basischen hin verschoben wäre. In Wirklichkeit ist es aber mit der Masse an Fleisch, Fett und Süßigkeiten massiv zum Sauren verlagert, was die Grundlage für zahlreiche Krankheitsbilder schafft." Die Empfehlung lautet auch hier natürlich, wie meistens, viel frisches, ökologisches Obst und Gemüse essen und umdenken.[104]

Die Gastronomie kennt das ja längst. So kochen die wirklich guten Köche nur mit frischem regionalem, biologischem und ur-

104 Auch voriges Zitat aus: Dahlke, Richtig essen, 124f.

sprünglichem Gemüse. Doch das muss irgendwo herkommen. Wo sind die ganzen Samen, wenn die Frauen sie nicht hüten und ausbringen? Wie immer, wenn in der Geschichte etwas aus dem Gleichgewicht gerät, gibt es Gegenformationen, die sich bilden, um Ausgleich zu schaffen. Das ist beispielsweise das Saatgutunternehmen *Real Seeds* von Ben Gable oder auch der Verein *Kokopelli*, der Saatgut produziert und Bio-Saatgut von alten Gemüsesorten vertreibt. Sie arbeiten gegen eine Gesetzesmacht an, die Kataloge mit Nutzpflanzen herausbringt, in denen sich große Konzerne wie Monsanto mit ihren Hybrid-Pflanzen einkaufen. Gleichzeitig gibt es sozusagen eine schwarze Liste mit Urpflanzen, die nicht angebaut werden dürfen. Da haben Unternehmen wie der Verein Kokopelli oft mit Gerichtsverfahren zu kämpfen, und trotzdem ernähren viele Köche beispielsweise in Paris und Bordeaux ihre Restaurantgäste vornehmlich mit Gemüse aus alten Sorten, wie es Dominique Guillet, der Gründer von Kokopelli, im Film *Good Food, Bad Food* erzählt. Die Köche beziehen ihr Gemüse aus Gemüsegärten, die ihr Saatgut von *Kokopelli* holen.

Doch nicht nur die Gastronomie hat die Macht zur richtigen Ernährung, vor allem der Konsument steht praktisch an der Quelle der Macht. Um die Landwirtschaft wieder etwas weiblicher zu gestalten, sollten wir so viel wie möglich von der Graswurzel an tun: Selbst anbauen, regionale Kleinbauern unterstützen und die Städte begrünen. Wenn Pestizide aus den Städten herausgehalten werden, kann die Biodiversität zurückkehren. So sieht man immer mehr Bienen um Stockrosen an den Straßenrändern schwirren; oder die Bürgermeisterin von Paris, Anne Hidalgo, die im Juni 2015 twittert und die Pariser dazu aufruft, kreativ zu sein und öffentliche Grünflächen für den Anbau von biologischen

Nahrungsmitteln und Wildblumen zu nutzen. Das macht Hoffnung! Wenn eine der schönsten Städte der Welt wieder die Chance auf eine natürliche Seite bekommt, die Chance auf grüne und bunte atmende Straßenränder, ausgerufen von politischer Ebene, dann fangen wir langsam wieder an, mit der Erde zu pulsieren, statt gegen sie. Dieser Gedanke fließt ja auch immer mehr in die Mode ein, daher gibt es immer mehr nachhaltig produzierte oder gar vegane Kleider. Auch Autos bleiben immer öfter stehen, stattdessen wird das Fahrrad gesattelt, und die Städte atmen wieder ein wenig mehr natürliche Luft, was angesichts der Smogglocken schon längst fällig war.

So hängt nichts allein an dem, *was* auf dem Teller liegt, es hängt alles an *demjenigen*, der es darauf legt. Um das Richtige darauf zu legen, müssen wir lernen, wieder ein bisschen weiblicher zu denken und dem Samen in der Erde eine Chance zu geben, indem wir die Erde atmen lassen, bis über die Blüte hinaus.

Über die Blüte hinaus, da ist der Lebenskreislauf. Der wird bestimmt vom Zeitgeist. Wo Frauen Feministinnen werden, da steckt ein Wille zur Veränderung dahinter. Vielleicht liegt die Ursache für diesen Willen in der Wahrnehmung, dass wir so nicht weitermachen können. Im Film *Good Food, Bad Food* heißt es sogar: „Wir sind es so gewohnt zu vergewaltigen, dass wir zu einer respektvollen Einstellung nicht bereit sind." Zwar entwickeln immer mehr Menschen ihr Bewusstsein; aber es ist noch viel zu tun, denn die Erde wird global mehr aufgerissen und ausgebeutet, als achtsam oder gar liebevoll befruchtet.

Vandana Shiva sagt im selben Film: „Außer den Menschen war keine andere Art je so dumm, die eigene Nahrungsgrundlage absichtlich zu zerstören und dies gleichzeitig für besonders schlau zu halten. Die Vereinten Nationen definieren Völkermord als den bewussten Vorsatz, eine Gruppe von Menschen körperlich zu schädigen oder sie auszurotten. Was den Kleinbauern auf dieser Welt angetan wird, ist der bewusste Vorsatz, ihnen Schaden zuzufügen und sie zu beseitigen. Es ist der größte Völkermord der Welt. Und natürlich ist es ein Völkermord an den Frauen, denn die Ernährung war die letzte Domäne, bei der die Frauen die Macht hatten. Sie verwahrten das Saatgut, erzeugten die Lebensmittel, verteilten das Essen. Solange die Frauen die Macht haben, ist eine Gesellschaft frei, ist für alle gesorgt."[105]

Es ist das weibliche Denken, das wir benötigen: Weniger Tiere töten und essen, stattdessen mehr Liebe in die Erde geben. Das männliche Denken gehört auch dazu, das sollte sich jedoch aus dem Weiblichen speisen, damit es nicht zerstörerisch wird. Es ist ein Kreislauf, der uns alle nähren kann.

Teil davon ist es, vom Samen an zusammenzuarbeiten und die Bauern zu unterstützen. Ohne sie kommen wir nicht sehr weit. Genauso ist es bei den Tieren: Wenn sie uns Milch übrig lassen, müssen wir dafür dankbar sein. Wenn es keine gibt, dann finden wir anderes Futter. Das ist das weibliche Vertrauen, das wir erlernen müssen, und aufgrund des Überflusses haben wir heute mehr denn je die Chance dazu.

Die Essenz des Lebens hütet die Frau. Sie ist diejenige, die im Grunde ganz genau weiß, was Muttermilch bedeutet. Jedes Kind ist erst einmal in den ersten Monaten sehr gut versorgt, wenn die Mutter gesunde Milch produziert. Deshalb sollte jede Art in ihrem Lebensraum leben dürfen, weil sie da die gesündeste Milch produziert. Das klingt im Moment leider sehr utopisch; denn wir machen in der männlich dominierten Landwirtschaft das Gegen-

105 Shiva, in: Good Food, Bad Food.

teil. Wir arbeiten gegen unsere Nahrungsmittel und deren Erzeuger, und das ist falsch! Die Kühe müssen auf den Feldern leben, weil unsere Felder den Dung brauchen und die Kühe das Gras. Es hilft doch nichts, wenn wir die Bauern mit Billigpreisen für ihre Produkte ruinieren, die wenigen übrig gebliebenen dazu nötigen, die Kühe in riesige Hallen zu sperren, regelmäßig zu vergewaltigen, Kälber zur Welt zu bringen, diese auch wieder wegzusperren und ihnen die Muttermilch wegzutrinken. Da läuft etwas falsch! Und das löst zwangsläufig Symptome aus. Das kann so von der Natur nicht gewollt sein. Die Essenz des Lebens liegt sicherlich woanders.

Die Frau, die nicht schöpfen kann, ist ein Symptom dieser falschen Behandlung von männlichen und weiblichen Kräften. Die Ursache liegt in der globalen Vermarktung immer billigerer Produkte, was dazu führt, dass immer mehr davon verbraucht wird. Wo Fernsehsendungen wie *Das perfekte Dinner* sich auf 7-Gänge-Menüs mit zwei Gängen Fleisch und verschiedenen Milchprodukten konzentrieren, da ist die Esskultur und das Verständnis von einem perfekten Festmahl an einem traurigen Nullpunkt angekommen. Wäre ein perfektes Dinner nicht vielmehr etwas, das nachhaltig und unter der Berücksichtigung der Fruchtbarkeit der Erde erwirtschaftet wurde?

Dabei ist die Weiblichkeit der zentrale Ansatzpunkt. Muttermilch wird überall auf der Welt artentfremdet. Daher häufen sich immer mehr die Symptome, die darauf hinweisen, wie die Seuche Scheidenpilz, wie Ruediger Dahlke es nennt.[106] Um sie in den Griff zu bekommen, braucht der Körper die richtigen Strukturen. Immer mehr Unfruchtbarkeit der Tiere ist ein weiteres Symptom

---

106 Dahlke, Das Geheimnis der Lebensenergie in unserer Nahrung, 322

unserer Artentfremdung. Die meisten Tiere aus der konventionellen Massentierhaltung sind aufgrund ihres genveränderten Materials selber gar nicht mehr in der Lage, auf natürlichem Wege Nachkommen zu zeugen. Das geht oft nur noch dort, wo der Mensch Hand anlegt. Das tut er bei den Tieren bereits im Kindesalter, um auf dem globalen Markt mithalten zu können.

Wo also liegt die Essenz des Lebens? Um das zu erkennen, hilft es, erst einmal die geistigen Prozesse zu läutern. „Der XIV. Dalai Lama spricht bei seinen Vorträgen häufig von der Auslöschung der „Geistesgifte“, die entscheidend verantwortlich für die Erkrankung von Seele und Körper sind. Ohne eine innere Läuterung keine äußere Gesundung!“[107] Die Heilpraktikerin Monika Helmke Hausen nennt das die Erhellung unserer Seelenfenster:

„*Imago* ist lateinisch und heißt *das Bild*; durch Imagination also können wir unserer eingeborenen, in unserer Seele *ein-gebildeten* Seelenwahrheit näher kommen, können uns befreien aus den Verstrickungen des fehldenkenden Geistes – auch unsere eigenen natürlich. Denn wer ist vollkommen? Nur die Sehnsucht nach Vollkommenheit hat unsere Seele in sich aufbewahrt wie einen heiligen Schrein. Wir können aber lernen, die Verdunkelungen von unseren Seelenfenstern wieder zu entfernen.“[108] Diese Erhellungen liegen im Verhältnis zwischen männlichen und weiblichen Strukturen, vom Samen an.

---

107 Michel, Spontanheilung, 78
108 Hausen, 14

Ins Gras beißen

Alles könnte im Grunde so einfach sein. Aber Verdunkelungen im Alltag drohen einen nicht selten aus der Bahn zu werfen: Das ist meistens alles andere als einfach. Oft greift man in solchen Situationen auch zu schwererer Nahrung. Ich aß deshalb in meiner Schulzeit ganz viel Wurst. Durch meine Arbeit habe ich nach und nach begriffen, dass eines das andere bedingt. Bei der Recherche für dieses Buch wurde mir dann klar, dass es auch mit der Ernährung so ist. Ich beobachtete mein Ernährungsverhalten täglich so aufmerksam wie möglich. Rückblickend wurde mir klar: Fühle ich mich unwohl, bin ich gestresst, dann ernähre ich mich auch falsch.

Tun mir sonst die grünen Smoothies gut, vergesse ich in stressigen Situation plötzlich, welche zu trinken. Obwohl ich ganz genau weiß, dass sie meine Nerven beruhigen. Da ist kaum mehr auszumachen, ob das an der Nahrung oder am Stress liegt. Wahrscheinlich liegt es nicht an einem Faktor allein. Sondern einer bedingt den anderen, und man gerät in eine Abwärtsspirale durch sich gegenseitig bedingende Faktoren.

Wenn ich jedoch darauf zurückblicke und mir darüber bewusst werde: Was mache ich hier eigentlich? Dann greife ich wieder zu dem für mich richtigen Nahrungsmittel und kann mich dadurch in eine Aufwärtsspirale setzen. Das ist praktisch wie in einer Achterbahn, deren Schienen sich durch das eigene Verhalten nach oben oder nach unten biegen. Bin ich mir dessen bewusst, was ich tue, und konstruktiv eingestellt, bewege ich mich nach oben. Bin ich hingegen unachtsam, bewege ich mich nach unten. Ich kann mich jedoch jederzeit der Heilwirkung von Nahrungsmitteln besinnen und meinen Zellen gutes Futter geben.

Diese physiologischen und symptomatischen Höhen und Tiefen

habe ich selbst durchlebt. Aufgrund dessen bin ich mittlerweile davon überzeugt, dass es im Prinzip am besten wäre, Wurzeln wie Kurkuma nicht mehr nur als Gewürz zu betrachten, wie wir es in getrockneter Form zu uns nehmen, sondern als Gemüse, das man – in maßvollen Anteilen natürlich – genauso in eine Gemüsepfanne geben kann wie Karotten, Rote Bete, Zucchini und Blumenkohl.

Gemüse sollten wir wiederum nicht mehr nur als Beilage betrachten, sondern als tägliches Hauptgericht. Genauso kann frisches Obst „Abendbrot" sein und ein grüner Smoothie das Frühstück. Getrocknete Früchte oder frisch geschnittene Gemüsesticks sind ein guter Snack für unterwegs. So bekommen die frischen Säfte der Natur einen heilenden Stellenwert im Leben. So können sogar Allergiker und Nahrungsmittel-Intolerante wieder einen reichhaltigen Speiseplan finden, der noch dazu die Symptome abmildert. Wenn wir dann noch achtsam sind, warum wir etwas tun, können wir auch die Ursache der Symptome heilen und wirklich nach und nach heil werden.

Ich habe mir zum Ziel gesteckt, in dieser Spirale des Lebens möglichst viele meiner Ängste zu überwinden. Dazu gehört die grundlegende Angst vor Krankheiten und Mangelerscheinungen. Wenn wir unsere Angst, nicht genug Protein, aber zu viel Fett zu essen, einmal anders betrachten, und zwar von der natürlich pflanzlichen Seite her, wird glasklar, dass diese Angst dazu geführt hat, dass wir viel zu viel essen und meistens das Falsche. Gerade da sind das Tier und dessen Bestandteile das Falsche. Diese Angst ist eigentlich nur mit pflanzlicher Kost zu überwinden. Wer seiner Angst nachgeht und sich dementsprechend ernährt, wird praktisch die Ängste mit dem falschen Nahrungsmittel stärken und dabei vor allem der Fleisch- und Milchindustrie in die Hände spielen. Pflanzen haben hingegen von Natur aus Heilwirkungen und auch genug Proteine. In Nüssen und Samen sind die für den Körper richtigen Fette enthalten. Mit der pflanzlichen Sichtweise können wir so einige Ängste aufdecken und überwinden und auch so unsinnige, von Mode-Magazinen, Schulmedizin und Nahrungsmittelindustrie gespeiste irreführende Begriffe wie die Orangenhaut.

Der Begriff der „Orangenhaut“ bezieht sich ja auf klumpenartiges Fettgewebe, das sicherlich nicht von der Struktur der Orange herkommt. Auch wenn es sich dabei um eine rein abstrakte Analogie handelt, so ist der Begriff genau deshalb irreführend. Die Orangenhaut entsteht nämlich nicht aufgrund pflanzlicher Ernährung, sondern eher von zu viel tierischen Fetten, die sich im Körper ganz unharmonisch anreichern können. Wo heute die Orangenhaut als allgemein unästhetisch empfundenes Phänomen mit einer gesunden Frucht in Zusammenhang gebracht wird, läuft so einiges falsch. Wo Paracelsus noch strukturell heilende Analogien zwischen Pflanzen und Körper hergestellt hat, führt der Begriff der Orangenhaut denkerisch in eine ganz falsche Richtung. Das kann zu völlig abstrusen Methoden führen, um diesem klumpenartigen Fettgewebe Herr zu werden. So wird kosmetisch-invasiv Fett abgesaugt, wo es doch einfach genügen würde, Fleisch und Milchprodukte zu reduzieren oder ganz aus dem Ernährungsplan zu streichen. Aber klar, wo zu viel tierische Fette sind, müssen sie auch irgendwo hin und landen manchmal eben im chirurgischen Sauger. Dabei könnte die Umstellung der Ernährung um ein Vielfaches leichter und richtiger sein.

Wenn wir auf diese Weise umdenken, können wir vielleicht auch der Redewendung „ins Gras beißen“ eine ganz neue Bedeutung abringen. Zwar will ich mich selber auch nicht allein von entsaftetem Grünzeug ernähren, aber je mehr ich über Ernährung recherchiere, desto weniger möchte ich im Supermarkt einkaufen. Es ist nicht allein das Konsumverhalten, das mich zunehmend stört, sondern auch das industrielle Mixen von tierischen und pflanzlichen Bestandteilen. Dabei fällt die Tatsache, dass gesunde Pflanzensäfte das Bewusstsein auf ganz andere Weise stärken können, völlig unter den Ladentisch. Wo die Möglichkeit zu einem Spaziergang in die Natur oder zu Eigenanbau vorliegt, da kann die Sonnenkraft über den pflanzlichen Artenreichtum das Gemüt doch ganz anders erhellen, und wir müssen vielleicht nicht – im konventionellen Sinne – zu früh „ins Gras beißen".

Wer sich erst einmal vorwiegend pflanzlich ernährt, kann schauen, welche Früchte ihm gut tun. Der Veganismus ist keine absolute Lösung für alle und für ewig. Aber er kann ein Schritt in die richtige Richtung sein, er führt nämlich dazu, dass wir aufdecken, was die industrielle Nahrung für eine schreckliche Mischung ist und wie hoch der tierische Anteil in der Summe ist. Am deutlichsten ist es beim Kakao. Manchen Leuten ist es heute gar nicht mehr klar, dass Kakao vegan ist, weil es nun einmal eine Pflanze ist. Vielfach wird mit dem Wort Kakao ein Instantpulver assoziiert, das nichts mehr von der heilenden Wirkung der Kakaobohne enthält. Wo die rohe Kakaobohne als Superfood gilt, ist das handelsübliche Instantpulver oder auch die Milchschokolade überhaupt nicht mehr heilsam oder gar wirksam als Glücksbringer. Im Gegenteil: Es ist genau das Falsche, wenn heilende Pflanzenkräfte mit Milch und Zucker gemischt werden, weil die natürlichen Kräfte ungefähr in die gegenteilige Wirkung gekehrt werden.[109]

---

109 Dahlke, Das Geheimnis der Lebensenergie in unserer Nahrung, 328

Wer sich vorwiegend von frischem Obst und Gemüse ernährt, der wird – wenn er wirklich einmal so viel Stress und Hektik hat, dass er keinen Fuß in die Küche setzen kann – auch einmal einen schnellen Falafel auf die Hand ohne Symptome vertragen. So ist einmal *Fast Food* keine Überlastung für den Körper. Sogar Intoleranzen wie die Fruktose- und Histamin-Unverträglichkeit können so geheilt werden, sagte Ruediger Dahlke im Interview, und dann verträgt sogar der Fruktose-Intolerante nach einiger Zeit auch mal wieder einen Apfel.

Nicht alles gilt für jeden. Prüfe jeder daher aufmerksam, was für ihn das Falsche sein könnte. Ein Blick auf die physische und die psychische Ebene geworfen – dadurch ergibt sich die Wechselwirkung auf physiologischer Ebene, in die sich physische und psychische Ebene gleichermaßen einspeisen. Womöglich bist Du gar nicht krank, sondern isst nur das Falsche! Das zu erkennen, kann sehr heilsam sein. Es befreit nicht nur von falschem Körperfett und falschen Denkweisen, sondern macht auch zutiefst glücklich.

Intolerant versus not

In dieser verrückten Welt gibt es Menschen, die sich problemlos anpassen können, andere können das nicht.

Ruediger Dahlke schreibt in seinem Buch *Richtig essen* von der Programmierung des menschlichen Körpers durch Ernährung – eine natürliche oder unnatürliche Ko-Evolution. Im Laufe der Jahrhunderte passt sich der Körper an die Nahrung an, die er sich zuführt.[110] Dabei werden intolerante Menschen – wenn sie

110 Dahlke, Richtig essen, 35

sich und ihre Umgebung nicht heilen – aus dem Evolutionssystem ausgeschieden, das sind derzeit Menschen mit Allergien und Unverträglichkeiten, Menschen, die sich nicht anpassen können.

Diese Anpassung kann natürlich oder künstlich ablaufen, bei Mensch, Tier und Pflanze. Sie ist dann natürlich, wenn es sich um regionale Nahrungsmittel handelt, die aus samenfestem Saatgut und ohne Ausbeutung gewonnen werden. Sie ist künstlich, wenn der Mensch Inzucht mit Pflanze oder Tier treibt und aus ihnen eine Hybride macht, wo die ko-evolutive Anpassung nicht mehr vorliegt, weil kein natürliches und gesundes Erbgut mehr vorhanden ist. Welche Auswirkungen haben unnatürliche Nahrungsmittel auf die Programmierung des Menschen? Die Antwort lautet: Es wird immer mehr symptomatische Unverträglichkeiten geben.

Es war einst nicht üblich, Milch einer anderen Art zu trinken. Deshalb brauchte der Mensch auch keine Laktase zur Aufspaltung des Milchzuckers. Außer im Säuglingsalter, da hat jeder Laktase im Darm. Hört der Milchfluss von der Mutter auf, nimmt auch die Laktase im Körper des Säuglings ab. Doch im Laufe der Zeit, je mehr Menschen Kuhmilch als Nahrungsmittel hernahmen, desto mehr hat sich die Laktase in der Evolution gehalten. Auch das ist ein natürlicher Prozess. Es gab so nach und nach mehr Erwachsene, die Laktose aufspalten können.[111]

Der unnatürliche Prozess beginnt dort, wo der Mensch sich mehr Milch holt, als er eigentlich benötigt. Das ist das eigentlich Unverträgliche – sozusagen die Wurzel der Unverträglichkeiten! Um die Milchleistung zu steigern, bekommen die Kühe Hormone. Diese bewirken eine Umprogrammierung der Fruchtbarkeit von Frauen. Schon die Östrogenmengen, die eine Mutterkuh na-

111 Ders., 35f.

türlicherweise in ihrer Milch hat, wären eigentlich zu viel für die zarten Körper junger Mädchen. Dadurch und durch die erhöhten Hormongaben an die Kühe wird der Körper junger Mädchen, die diese Milch trinken, immer früher geschlechtsreif:

Die erste Menstruation, die sogenannte Menarche, bekommen die Mädchen derzeit im Schnitt bei zwölfeinhalb Jahren, Mitte des 19. Jahrhunderts geschah es mit siebzehn Jahren.[112] Das Japan der Nachkriegszeit ist das erstaunlichste Beispiel: Da sank mit der Einführung der Milchprodukte das Durchschnittsalter der Menarche von 15,2 auf 12,5.[113] Wo heute noch wenig bis keine Milchprodukte verzehrt werden und hauptsächlich pflanzlich gegessen wird, da setzt die Menarche um das 17. Lebensjahr ein.[114]

Auch im Kleinen gibt es diese Programmierung durch Ernährung: Der Embryo wird durch die Geschmäcker im Fruchtwasser der Mutter programmiert.[115] Was man mit dem Fruchtwasser aufgenommen hat, diese Programmierung ist nicht so leicht umzuschreiben. Es ist jedoch oftmals notwendig, denn wir können uns nicht endlos weiter so fehlernähren. Die globale Situation erfordert heute mehr denn je eine Entwicklung in eine richtigere Richtung. Die Abwehrreaktionen der Intoleranten zeigen das an.

Es gibt aber auch Intolerante, die praktisch Trittbrettfahrer sind und gar keine wirklichen Unverträglichkeiten haben. Aber das ist nicht schlimm, darüber müssen wir uns nicht aufregen. Immer wieder begegnete mir im Laufe meiner Recherchen dieser Aufreger: Der bildet sich das doch nur ein! Ja und? Können wir uns die Anmaßung erlauben, jemanden nur ernst zu nehmen, wenn

112 Tanner, 75f.; Saunders, 137; zitiert aus: Tuttle, 163

113 Kagawa, 205-217; Saunders, 137; zitiert aus: Tuttle, 163

114 Saunders, 137; zitiert aus: Tuttle, 163

115 Dahlke, Richtig essen, 19

er schulmedizinisch diagnostiziert wurde? Müssen wir nicht jede Empfindung ernst nehmen, wenn wir respektvoll miteinander umgehen wollen? Was bringt es uns, scheinbar „eingebildete" Symptome als Argument herzunehmen, um zu sagen, Milch sei nicht schädlich!? Nur von außen bestätigte Symptome sind nicht allein die wahren. Es gibt immer auch Schattierungen.

Sicher gibt es Menschen, die Milch vertragen. Aber es gibt auch welche, die sie nicht vertragen – und Empfindungen dazwischen. Gerade das Dazwischen, die sensitiven Menschen, die nicht schulmedizinisch diagnostiziert wurden, können auf gesündere Art zeigen, dass etwas falsch läuft. Vielleicht gibt es ja Menschen, die wahrnehmen, dass in der Welt etwas falsch läuft, noch bevor sie chronische körperliche Symptome bekommen. Diese Wahrnehmung gilt dann aber auch nur subjektiv und ist sicherlich nicht auf alle übertragbar.

Oft werden gerade Menschen aus diesem schattierten Bereich belächelt, weil sie nicht verstanden werden. Vor allem, wenn jemand sagt, er vertrage keine Laktose, sich dann aber Latte Macchiato bestellt. Das ist jedoch ganz einfach zu erklären: Zu viel Laktose kann zu Symptomen führen, wo ein bisschen davon sehr gut vertragen werden kann. Wer aus genetischen Gründen eine völlige Unverträglich aufweist, „hat oft noch genug Enzyme für ein bisschen Sahnesoße, genauso wie er mal ein Stück Brezel oder ein fruchtiges Dessert verspeisen kann".[116]

Wenn mein Arzt mir ganz abschätzig sagt: Sie sind halt einfach überempfindlich! Dann tut das weh, weil er mich nicht ernst nimmt. Klar, der Arzt kann da nichts machen. Er soll da ja auch gar nichts machen. Es hat ein wenig gedauert, bis ich

---

116 Enders, 74

das begriffen hatte. Oft werden Menschen ja als laktoseintolerant diagnostiziert, die es gar nicht sind, sondern einfach nur einen kaputten Darm haben, der die richtige Nahrung braucht. Da ist es mir lieber, mein Arzt ist abschätzig, trifft aber im Kern die Wahrheit. Wenn ich wirklich zu empfindlich bin, dann muss nicht ich mich ändern, sondern ich ändere etwas an meiner Ernährung und damit auch an der Welt. Dadurch ändert sich auch meine Einstellung zur Welt, weil Ernährung und Denken sich gegenseitig speisen.

Es ist zwar zunächst nur ein Tropfen auf den heißen Stein, aber ist der Hahn einmal aufgedreht, lässt er sich nicht mehr so schnell schließen. So möchte ich mit diesem Buch auch noch ein paar Tropfen hinzufügen, indem ich den Hinweis gebe: Vielleicht bringen uns nicht diagnostizierte Symptome ein Stück weiter, als es Diagnosen können, weil es dann an uns selbst ist zu erkennen, dass wir vielleicht gar nicht krank sind, sondern einfach nur das Falsche essen! Wenn meine Geschichte ein paar Tropfen dazu beitragen kann, dass ein paar Menschen weniger Agrarprodukte aus dem Supermarkt kaufen, dann trägt das zur Gesundung von Unverträglichkeiten bei – und involviert rein denkerisch auch den Gegenpol darin.

Alleine essen

Es ist uns allen möglich, gesund zu werden, wenn wir das Richtige essen. Nicht wenige leiden unter Bauchschmerzen aufgrund der Zivilisationsdärme, die so viel für uns arbeiten müssen. Wir sind zum Großteil überlastet. Da können Allergien und Intoleranzen ein Wegweiser sein und überwunden werden. Ich selber habe eine nicht diagnostizierte Unverträglichkeit überwunden und mich zudem von meinem starken Heuschnupfen geheilt. Das hat mich und meinen Zivilisationsdarm sozusagen renaturiert, weil ich für mich das Richtige zu essen auswähle.

Dazu muss das Umfeld natürlich mitarbeiten. Wo man in den 1980er und 1990er Jahren noch auf militante Aussagen von Allesessern prallte, wenn man kein Fleisch essen wollte, so trifft man heute auf einen offeneren Geist. Alte Denkweisen wie: „Du brauchst die Vitamine aus dem Fleisch!“ erkennen wir nach und nach als Lüge.

Wenn jemand kein Fleisch essen mag, dann sollte die Umgebung das akzeptieren und nicht dagegen arbeiten. Doch bei Gluten wird es schon schwieriger. Da kommen dann Denkweisen wie: „Du hast keine Zöliakie, also stelle Dich nicht so an!“

Warum ist Zöliakie der einzige von der Gesellschaft akzeptierte Grund, um Weizen aus der Ernährung streichen zu dürfen? Wer eine nicht diagnostizierbare Unverträglichkeit hat, verfügt einfach über noch funktionierende Sinne. Es ist ein Körper, der sich gegen falsche Nahrung wehrt, das schreibt auch Giulia Enders in ihrem Buch *Darm mit Charme*.[117] Ich finde, es ist gut, wenn immer mehr Menschen ihre sensiblen Körper wahrnehmen können. Wer spüren kann, da läuft etwas falsch in Kopf und Bauch, den führt das in die richtige Richtung.

Wer sensitiv durch Fehlernährung wurde, der kann noch sensibler durch natürliche Nahrung werden. Gut ausgeprägte Sinne lassen uns erst überleben und können zudem einer Kultur einen Wert geben. Dazu müssen wir uns aus alten Strukturen herauslösen und individuelles Essverhalten akzeptieren. Da kann es hilf-

---

117 Enders, 74f.

reich sein, auch einmal alleine zu essen und sich sein eigenes Essen zuzubereiten.

Die Essenskultur ist etwas Gutes, das Menschen zusammenbringt. Doch sobald die Kultur für jemanden ins Negative kippt, muss derjenige etwas verändern. Da geht es für die Umgebung nur um Akzeptanz.

Wenn also jemand Gluten oder Tomaten weglassen muss, dann tischt ihm nicht jeden Morgen Butterbrezeln und jeden Mittag Tomatensoße auf.

Wo es jeden Morgen Butterbrezeln mit Kaffee, Kondensmilch und weißem Zucker gibt, da hat ein einzelnes Familienmitglied es schwer, wenn es anfangen will, sich gesund zu ernähren. Nicht immer muss man eine soziale Struktur allein um das Essen herum aufbauen. Manchmal kann eben „der Zwang" zum gemeinsamen Essen oder eine zu starre Struktur der Heilung im Wege stehen. Wenn ein Familienmitglied sagt: Ich muss etwas an meiner Ernährung ändern! Dann sollte man demjenigen nicht ständig von Pizza und Pasta vorschwärmen. Schweigen und Zulassen können oft Wunder bewirken – und zwar das Wunder der Heilung. Da kann der Intolerante wieder auf gesundem Wege in die sozialen Strukturen zurückfinden.

Vitamin B12 produzieren

Dem Veganer wird geraten, auf eine genügende Zufuhr von B12 zu achten. Jetzt gibt es ja Algenarten oder auch Kräuter, wie beispielsweise das Kraut der Karotte, denen nachgesagt wird, dass in ihnen genug Vitamin B12 enthalten ist, oder auch Kapseln, die man schlucken kann. Da kommt es eben darauf an, ob der

Körper es aufspalten und verwerten kann. Schön und gut, doch das eigentliche Problem liegt viel tiefer.

Es heißt immer, das besser verwertbare Vitamin B12 sei in der tierischen Welt vorhanden. Und genau das ist der Knackpunkt: Die tierische Welt gehört einfach zur menschlichen Welt dazu – aber nicht in dieser getrennten Form wie zurzeit.

Wenn wir die Tiere nicht auf die Felder lassen, dann liegt darin der Mangel. Der wird immer als Vitamin B12-Mangel bezeichnet und auf die Körper der Veganer geschoben. Doch ist der vermeintlich mangelhafte Körper des Veganers vielleicht eher das Symptom einer falschen Produktionsweise. Der Fleischesser produziert Fleisch in abgeschotteten Hallen von Tieren, deren Därme mit Antibiotika behandelt werden. Der Veganer produziert Pflanzen auf Feldern ohne tierischen Dung, mit künstlichem Dung und mit Pestiziden, die Bienen töten, kleinere Insekten, bis hin zur Minimierung des mikroskopischen Lebens.

Wo ein gesunder Darm einer gesunden Kuh eine ordentliche Portion Verdautes auf die Felder gibt, damit das mikrobiologische Leben und die Pflanzen nährt, da füttert der Boden die Kuh mit vollwertigem Gras, da summen die Bienen, knabbern die Larven der Marienkäfer und Florfliegen die Läuse von den Pflanzen – das ist zugegeben ein vielleicht etwas romantisch geratener Ansatz eines natürlichen Bildes. Denn auch der Kadaver einer Kuh würde die Erde mit Nährstoffen füttern. Die Maden und andere Krabbeltierchen würden dafür sorgen, dass die Erde den Kadaver aufnehmen kann, wenn wir es zuließen. Doch gibt es das nur, wo auch Gleichgewicht herrscht. Wo massenhaft Tiere gezüchtet werden, da müssen die Körper irgendwo hin. Doch wohin? Darauf habe ich auch keine Antwort. Sich da gesund einzufügen, das muss der Mensch erst wieder lernen.

Genau darin liegt nun die Offenbarung, dass vegan zu leben ohne Mangel nicht funktioniert. Pflanzen und Tiere bilden eine Symbiose. Wenn diese Symbiose nicht stattfinden kann, ist Mangel da – das versteckt sich im Grunde hinter der Bezeichnung „Vitamin B12-Mangel".

Mikrobielles Leben, Bakterien und Tierchen gehören zum Leben dazu. Der B12-Mangel ist einfach kein rein veganes Phänomen. Der Veganismus, also das Pflanzliche, ist immer Teil von allem, genauso wie das Tierische Teil von allem ist – oder sein sollte. Der B12-Mangel kann vielleicht auch als Symptom unserer klinischen Zeit der gespritzten und desinfizierten und antibiotischen Nahrungsmittel bezeichnet werden.

Pflanzen können ohne tierisches Leben gar nicht wachsen. Wo keine großen und kleinen Tiere und mikrobiologisches Leben auf den Feldern sind, da muss der Mensch die Böden künstlich düngen und gar auf Bäumen hockend die Blüten bestäuben.

Die natürliche mikrobielle Schicht, die durch die Ausscheidungen allen mikroskopischen Lebens entsteht, schenkt uns das Vitamin B12, das den Veganern oft fehlt. Doch dazu brauchen wir natürlicheres Leben ohne Pestizide und Antibiotika, die die Mikrobiologie abtöten.

Deshalb ist es ein großer Schritt in die richtige Richtung, wenn immer weniger und weniger Menschen Tiere aus Massentierhaltung essen; denn die speist eine enorme Menge an Pestiziden und Antibiotika in unseren Lebenskreislauf ein. Darauf weist der Veganer hin, und deshalb ist der Veganismus ein Schritt in die richtige Richtung. Aber der Veganer muss auch aufhören, künstlich gedüngtes und mit Pestiziden behandeltes Obst und Gemüse zu essen und zu mehr biologisch-ökologisch Erzeugtem greifen oder es gar selber anbauen – aber bitte mit der Erkenntnis, dass der

Anbau von Pflanzen ohne Tiere nicht gesund ist, wie die ehemalige Veganerin Lierre Keith es auch in ihrem Buch *Ethisch essen mit Fleisch* beschreibt.

Veganismus allein kann nicht das richtige Ziel sein. Wir brauchen Tiere auf den Feldern, die unsere Pflanzen düngen, damit genug Mikroorganismen im Umlauf sind, welche die Böden reichhaltig machen und mit Leben versorgen.

Mehr Fleischessen kann aber auch nicht das richtige Ziel sein, weil wir die Tiere lebend auf den Feldern brauchen, aber nicht so viele wie im Moment in den Hallen. Mehr Fleischessen erzeugt immer noch mehr Tiere – wir brauchen ein Gleichgewicht zwischen Pflanzen und Tieren. Deshalb ist es richtig, wenn weniger Fleisch gegessen wird, die Tiere auf die Felder gelassen werden und der Natur wieder mehr Vertrauen geschenkt wird, denn die Natur schafft es am besten, ein Gleichgewicht herzustellen.

Der Mensch, ob Fleisch- oder Pflanzenesser, hat keinen Vitamin B12-Mangel, wenn er es schafft, sich vollwertig und geistig in die Natur einzufügen. Der Mensch produziert Mangel, die Natur nicht. Sie gleicht aus, was der Mensch falsch macht, doch irgendwann ist auch sie am Ende und sind ihre Reichtümer erschöpft. Diesem Punkt sind wir schon nahe gekommen – und dann ist das Bild der symbiotischen Natur fast utopisch. Doch wenn wir gesund überleben wollen, müssen wir aus dieser Utopie Realität machen. Tiere und Pflanzen gehören zusammen. Wenn der Apfel ohne Pestizide wachsen durfte, ist in ihm auch einmal ein Wurm drin. Das macht uns nichts aus – oder sollte es zumindest nicht.

Sich die Hände schmutzig machen

Wir müssen das große Ganze sehen und dürfen keine Angst davor haben, uns die Hände beim Eigenanbau oder Salat putzen schmutzig zu machen. Wo die Schaufel in die Erde sticht, um etwas zu pflanzen, da kann sie auch einmal einen Regenwurm zerteilen, ohne dass man es gewollt hätte. Wo Leben ist, ist auch Tod. Wir müssen nur sehen, wo er vermeidbar ist.

Und das ist vor allem in der Massentierhaltung der Fall. Diesen massenhaften Tod müssten wir nicht produzieren – das wäre wirklich vermeidbar. An ihm ist der Vegetarier genauso beteiligt wie der Fleischesser. Wo Käse, Milch und Fleisch möglichst billig sein sollen, da kommt es auch zum Einsatz von Pestiziden, und das verschmutzt wiederum die Muttermilch. Das sollten wir uns und unseren Kindern nicht antun. Vor allem, weil unsere Kinder das nicht lange gesund werden überleben können. Das ist die falsche Art, sich die Hände schmutzig zu machen.

Uns bleibt für die richtige Art und Weise nur eines: So viel selber anbauen, wie es nur geht, oder regionale Kleinbauern unterstützen. Je mehr Erde jeder unter seinen Fingernägeln hat, desto besser. Wir können das annehmen und schätzen lernen, was uns direkt umgibt. Das ist heilender Balsam für Seele und Körper.

Wer einmal weiß, wie viel Arbeit in den Nahrungsmitteln steckt, der gewinnt eine andere Einstellung. Man hält Nahrungsmittel nicht mehr für selbstverständlich, und so kann man auch Intoleranzen heilen. Wir können hinsehen, was wir tun, und annehmen, was ist. Dadurch werden wir ganz automatisch unser Leid und Unbehagen minimieren und nur noch den richtigen Schmutz an den Händen haben.

Nährende Natur

Wenn wir es schaffen nach und nach Pestizide zu dezimieren, wie es ansatzweise im Juni und Juli 2015 schon mit dem Unkrautvernichtungsmittel Glyphosat der Fall war, kann sich die Natur wieder erholen. Wenn wir achtsam sind und die Böden gut nähren, wird unsere Umwelt vielleicht irgendwann wieder natürliches, wirklich biologische Nahrung für uns bereithalten. Wir müssen dann nicht mehr alles selbst anbauen, sondern können immer mehr wildgewachsene Kräuter und wildgewachsenes Gemüse sammeln.

Wildes Grünfutter gibt es natürlich jetzt auch; und das sollten wir nutzen. Wo in ländlichen Gegenden in Deutschland, in der Schweiz und in Österreich nicht allzu viele Spaziergänger mit Hunden unterwegs sind, können wilde Kräuter gesammelt werden. Dazu brauchen wir allerdings das nötige Wissen, damit wir uns nicht vergiften. Es ist an der Zeit, dass wir dieses Wissen erlangen, denn das kann uns helfen, um künftig vielleicht zehn Milliarden Menschen ernähren zu können.

Ein Ansatzpunkt wären Neophyten wie der japanische Staudenknöterich. Der verdrängt die einheimischen Pflanzen und ist essbar! Wir können also schon jetzt in die Natur gehen und uns von ihr ernähren. Die jüngeren Teile dieser Pflanze werden in Japan roh geknabbert und die unteren Teile können wie Cannelloni zubereitet werden. Das ist gesundes Gemüse, das vor allem an Bachläufen wächst. Damit tun wir uns und der Umwelt Gutes, wenn wir die ganze Pflanze ausgraben und den größten Teil davon essen. Man darf nur den Wurzelstock nicht zurücklassen, weil die Wurzeln recht schnell wieder austreiben und so neue Schäden in der Flora und Fauna anrichten würden. Die Wurzel ist essbar, wenn sie im Frühherbst geerntet wird. Der japanische Staudenknöterich kann auch in Aufstrichen verarbeitet und eingelegt werden.[118]

Neben dem Staudenknöterich gibt es noch andere stark wuchernde Pflanzen, die oft als Unkraut angesehen werden, aber sehr nahrhaft sind und lieber gegessen, statt weggeworfen werden sollten! Das sind zum Beispiel die altbekannten Gänseblümchen, Brennnessel und Löwenzahn. Der Löwenzahn kann mit Blatt, Blüte, Blütenstängel und Wurzel verspeist werden. Die Tessiner Köchin Meret Bissegger brät Löwenzahnblüten in Olivenöl oder legt sie in geschlossenem Stadium ein wie Kapern. Man kann Löwenzahnblätter auch in den Salat geben.[119]

Das kann man auch mit dem wilden Giersch machen. Er wuchert ähnlich wie die Brennnessel und ist genauso nahrhaft. Er erinnert an einen Geißfuß, ist in der Blattform dreigeteilt. Die jungen Stängel mit Blättern können als Salat oder auch gedämpft gegessen werden.[120]

Wenn wir uns wieder mehr als Teil der Natur sehen, die uns nährt, können wir etliche Krankheiten heilen. Doch nicht nur das: Durch die richtige natürliche Nahrung können wir unser Bewusstsein erweitern und unsere Sinne schärfen. Erst der richtige Bewusstseinszustand schenkt uns eine Chance auf Zukunft, für uns selbst und unsere Kinder.

Können wir also doch im Kreislauf des Lebens über die Ernährung Einfluss auf die ganze Welt und unser Denken und Handeln nehmen? Sind wir also doch alle, was wir essen, weil

118 Bissegger, 101-105
119 Dies., 277-283
120 Dies., 101-105

wir darüber unser Netzwerk – und damit auch uns selbst – gestalten können?

Man kann sich mit der richtigen Nahrung heilen – wenn es die seelische und die physische Nahrung gleichermaßen ist, die man beleuchtet. Was man isst, sollten Kopf und Bauch entscheiden.

So viel kann ich jedenfalls aufgrund meiner persönlichen Reise durch die Welt der Ernährung sagen: Ich war gar nicht krank, sondern aß nur das Falsche! Und ich kann Dir guten Gewissens ans Herz legen, das auch für Dich zu überprüfen. Du wirst überrascht sein, um wie viel wacher Du sein kannst, wenn Du für Dich die richtige Nahrung gefunden hast.

Im „rezept_werk“ der Autorin sind vegane, ursprüngliche, histamin- und glutenarme Rezepte zu finden:
http://sabrina-wallner.de/rezept_werk/

Ausgewählte Quellen

Internet

- kokopelli-seed-foundation.com
- realseeds.co.uk
- saveourseeds.org
- testbiotech.org
- food-detektiv.de (Hans-Ulrich Grimm)
- codecheck.info
- ackergifte-nein-danke.de
- frissoderstirb.info
- bio-nichtbio.info
- supermarktblog.com
- wernerlampert.com
- fleisch-macht-krank.de
- highfive-vegan.org
- graslutscher.de
- meretbissegger.ch
- sonnenseite.com
- stiftung-fuer-tierschutz.de (Hof Butenland – Die neue Kuhltur)
- http://netzfrauen.org/2014/02/27/wiesenhof-fuettert-nur-noch-gensoja-und-monsanto-erhaelt-patent/
- https://www.youtube.com/watch?v=LTpPoTA_DdQ, 22.07.2015 (Udo Pollmer)
- http://www.zdf.de/hunger-und-durst/hunger-und-durst-35344264.html (Klaus Kleber)
- http://www.3sat.de/page/?source=/bauerfeind/181893/index.html (Attila Hildmann)
- http://www.zdf.de/precht/duerfen-wir-tiere-essen-25564310.html (Richard David Precht)

Fernsehdokus

- Giftiger Fisch – Die große Gesundheitslüge, ORF2, 26.11.2014
- Ein giftiger Verdacht – Wie ein Pestizid in unser Essen kommt, ZDF planet e, 31.05.2015

Wichtigste Bücher & Aufsätze

- Allmend: Einfachheit – Im Wenigen die Fülle finden, Grafing 2015
- Stefano Apuzzo; Monica D'Ambrosio: Auch Tiere haben Seelen. Über die Unsterblichkeit unserer Haustiere, Grafing 2011
- Clemens G. Arvay: Friss oder stirb – Wie wir den Machthunger der Lebensmittelkonzerne brechen und uns besser ernähren können, Salzburg 2013
- Aleida Assmann: Erinnerungsräume – Formen und Wandlungen des kulturellen Gedächtnisses, München 2010
- Fereydoon Batmanghelidj: Sie sind nicht krank, Sie sind durstig! Heilung von innen mit Wasser und Salz, Kirchzarten 2014
- Meret Bissegger: Meine wilde Pflanzenküche. Bestimmen, Sammeln und Kochen von Wildpflanzen, Aarau/München 2012.
- Roland Borgards, Alexander Kling, Esther Köhring (Hgg.): Texte zur Tiertheorie, Stuttgart 2015
- Ursel Bühring: Praxis-Lehrbuch der modernen Pflanzenheilkunde – Grundlagen – Anwendung – Therapie, Stuttgart 2011
- Anne-Marie Butzek: Hilfe, was darf ich noch essen? Der Kampf um die richtige Ernährung, Frankfurt am Main 2014
- T. Colin Campbell; Thomas M. Campbell: China Study – Die wissenschaftliche Begründung für eine vegane Ernährungsweise, Bad Kötzting 2014
- Ruediger Dahlke: Bewusst Fasten – Ein Wegweiser zu neuen Erfahrungen, München 2004
- Ders.: Das Geheimnis der Lebensenergie in unserer Nahrung – Die neue vegane Ernährung, München 2015
- Ders.: Peace Food. Wie der Verzicht von Fleisch Körper und Seele heilt, München 2014
- Ders.: Richtig essen – Der ganzheitliche Weg zu gesunder Ernährung, München 2006
- Michaela Dane: Die Heilgeheimnisse des Paracelsus – Alchemistische Heilpraxis für unsere Zeit, Berlin 2008
- Marja de Vries: Nur der ganze Elefant ist die Wahrheit – Die universellen Gesetze des Lebens und ihre Anwendung, Amerang 2014
- Gail Eisnitz: Slaughterhouse – The Shocking Story of Greed, Neglect and Inhumane Treatment Inside the U.S. Meat Industry, New York 1997
- Giulia Enders: Darm mit Charme – Alles über ein unterschätztes Organ, Berlin 2014
- Jonathan Safran Foer: Tiere essen, Frankfurt am Main 2014
- Thomas Frankenbach: Somatische Intelligenz – Hören, was der Körper braucht, Burgrain 2014
- Hans-Ulrich Grimm: Die Ernährungslüge – Wie uns die Lebensmittelindustrie um den Verstand bringt, München 2011
- Ders.: Vom Verzehr wird abgeraten – Wie uns die Industrie mit Gesundheitsnahrung krank macht, München 2013

- Monika Helmke Hausen: Die Botschaft der Früchte. Heilkräftige Helfer in der Zeitenwende, Freiburg 1998.
- Attila Hildmann: Vegan for fit. Vegetarisch und cholesterinfrei zu einem neuen Körpergefühl, Hilden 2013
- John Hughes: Swami Lakshmanjoo – Die geheimen Lehren des Kashmir Shivaismus, Grafing 2014
- Y. Kagawa: „Impact of Westernization on the Nutrition of Japanese: Changes in Physique, Cancer, Longevity and Centenarians", Preventive Medicine 7, 1978, 205-217.
- Lierre Keith: Ethisch essen mit Fleisch – Eine Streitschrift über nachhaltige und ethische Ernährung mit Fleisch und die Missverständnisse und Risiken einer streng vegetarischen und veganen Lebensweise, Lünen 2013
- Geseko v. Lüpke (Hrsg.): Zukunft entsteht aus Krise, München 2009.
  daraus:
  - Hans-Peter Dürr: Sag nie, dass etwas unmöglich ist! Im Dialog mit dem Quantenphysiker Prof. Dr. Hans-Peter Dürr, S. 62-80
  - Vandana Shiva: Die Krise wird uns zur ökologischen Landwirtschaft zwingen. Im Dialog mit der Quantenphysikerin und Aktivistin Vandana Shiva, S. 269-304
- Katarina Michel; Vadim Tschenze: Die Aura und die Haut, Grafing 2015
- Dies.; Peter Michel: Spontanheilung. Warum das Unmögliche doch geschieht, Grafing 2014
- Rose-Marie Nöcker: Körner und Keime, München 1986
- Manuela Oetinger: Leicht sein! Spirituelle Wege zu einem neuen Körperbewusstsein, Grafing 2007.
- Frank Oski: Don't drink your milk – Frightening Medical Facts About the world's most overrated nutrient, Brushtown/New York 1983
- Gwyneth Paltrow, Julia Turshen: Meine Rezepte für Gesundheit und gutes Aussehen – Genießen ohne Gluten, Zucker und Laktose, Aarau/München 2014
- Michael Pollan: Das Omnivoren-Dilemma – Wie sich die Industrie der Lebensmittel bemächtigte und warum Essen so kompliziert wurde, München 2011
- Manfred Poser: Der Placebo-Effekt – Wie die Seele den Körper heilt, Amerang 2015
- David Perlmutter: Dumm wie Brot – Wie Weizen schleichend Ihr Gehirn zerstört, München 2014
- Udo Pini: Das Bio-Food Handbuch, Hamburg/Potsdam 2014
- Jan Plamper: Geschichte und Gefühl – Grundlagen der Emotionsgeschichte, München 2012
- Kerrie Saunders: The Vegan Diet as Chronic Disease Prevention, New York 2003
- Susanne Schäfer: Der Feind in meinem Topf – Schluss mit den Legenden vom bösen Essen, Hamburg 2015
- Friederike Schmitz: Tierethik – Grundlagentexte, Berlin 2014
- Schuré: Die großen Eingeweihten, Grafing 2010
- Wolf-Dieter Storl: Der Selbstversorger, München 2013

- J.M. Tanner: „Trend towards earlier menarche in London, Oslo, Copenhagen, the Netherlands, and Hungary“, Nature 243, 1973, S. 75-76.
- Keith Thomas: Man and the natural world – Changing Attitudes in England 1500-1800, London 2011
- Will Tuttle: Ernährung und Bewusstsein, Amerang 2014
- Wolfgang Ullrich: Alles nur Konsum – Kritik der warenästhetischen Erziehung, Berlin 2013
- Julien Venesson: Wie der Weizen uns vergiftet. Der Ratgeber für Glutensensitive, München 2015
- Laura Moretti, „Another Death in the Family“, The Animals Voice: Of Animal Rights and Its Defenders (www.animalsvoice.com/PAGES/home.html)

Will Tuttle

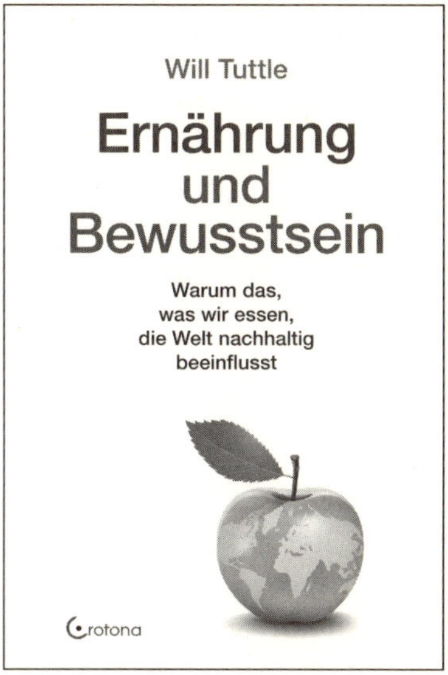

Ernährung und Bewusstsein
Wie das, was wir essen, die Welt nachhaltig beeinflusst

Dr. Will Tuttle stellt die Ernährungsgewohnheiten der Menschheit so radikal auf den Prüfstand, wie es vor ihm wohl niemand getan hat. Er zeigt auf, dass Essen nicht nur einen der intimsten Vorgänge des menschlichen Lebens darstellt, sondern zugleich auch einen der einflussreichsten. Du bist, was Du isst! Und was Du isst, hat nachhaltige Auswirkungen auf die gesamte Erde.
Die Ernährung des Menschen hat entscheidenden Einfluss auf die spirituelle Gesundheit des Einzelnen und auf die innere Ordnung des großen Organismus Erde. Tuttle belegt auf faszinierende Weise, dass die globale Krise nur eine einzige Quelle hat: Jedes einzelne Individuum! Daher liegt der Schlüssel zur Lösung des gesamten Problemkomplexes im Bewusstsein des Einzelnen.
Das Außergewöhnliche dieses bahnbrechenden Werkes liegt in der Tatsache, dass Tuttle immer wieder weite Bögen spannt – von der religiösen Verankerung von Speisegeboten zur modernen Massentierhaltung. Von der Missachtung der Rechte der Tiere zur falschen Nutzung landwirtschaftlicher Flächen. Doch immer steht als entscheidende Handlungsinstanz im Mittelpunkt – der MENSCH.
Ein aufrüttelndes Werk, das geradezu eine Pflichtlektüre für jeden darstellt, der sich bewusst ernähren möchte!

ISBN: 978-3-86191-053-4
übersetzt von Stefan Gutwin
Hardcover, 406 Seiten